Otto Bion

Altenpflegeexamen

Fragen und Antworten zum mündlichen und schriftlichen Altenpflegeexamen

Band 2

Altenkrankenpflege

Erste Hilfe

Krankheitslehre

3. Auflage

Brigitte Kunz Verlag

5800 Hagen, Postfach 2147

Autor

Otto Bion
Lehrer für Kranken- und Altenpflege

1. Auflage 1991

2. Auflage 1992

3. Auflage 1993

(c) Brigitte Kunz Verlag, 5800 Hagen

Alle Rechte vorbehalten

Satz: Brigitte Kunz Verlag, 5800 Hagen
Druck: Zimmermann Druck + Verlag GmbH, 5983 Balve

ISBN 3-89495-002-1

Inhaltsverzeichnis

Seite

Vorwort 6

I. Altenkrankenpflege
- Grundbedürfnisse 7
- Lagerungen 8
- Mobilisation 14
- Prophylaxen 15
  - Pneumonieprophylaxe 15
  - Dekubitusprophylaxe 17
  - Thromboseprophylaxe 23
  - Soorprophylaxe 27
  - Kontrakturenprophylaxe 31

II. Beobachtung des alten kranken Menschen
- Allgemeinzustand, Ernährungszustand, Gang, Haltung, Lage, Beweglichkeit, Bewußtsein, Schmerz 33
- Haut 41
- Puls 46
- Blutdruck 50
- Atmung, Husten, Sputum 54
- Körpertemperatur 65
- Urin 72
- Stuhl 79
- Erbrechen 86

III. Physikalische Therapie
- Wärme und Kälte 88
- Bestrahlungen 93
- Bäder 94
- Inhalationen 100
- Sauerstoffapplikation 103

VI. Allgemeine therapeutische Maßnahmen
- Möglichkeiten der Darmentleerung 105
- Blasenkatheterismus 109
- Injektionen 116
- Verbandwechsel 122

Seite

V. Krankheitslehre
- Herz-Kreislauferkrankungen 126
  - Koronare Herzerkrankungen 126
  - Herzinsuffizienz 130
  - Kreislaufkollaps 136
  - Bluthochdruck 138
  - Arteriosklerose 140
  - Extremitätenembolie 142
  - Thrombose 143
  - Lungenembolie 145

- Erkrankungen des Blutes
  - akute Blutungsanämie 151

- Erkrankungen der Atmungsorgane
  - Erkrankungen der oberen Atemwege 153
  - Asthma bronchiale 154
  - Pneumonie 156
  - Lungenödem (Stauungslunge) 158

- Erkrankungen des Verdauungstraktes
  - Erkrankungen der Speiseröhre 162
  - akute Gastritis 162
  - Ulkuskrankhiet 163
  - Diarrhoe 166
  - Obstipation 167
  - Ileus 168
  - Leistenhernien 170
  - akuter Bauch 171
  - Hämorrhoiden 172

- Erkrankungen der Leber und Gallenblase
  - Ikterusformen 178
  - Leberzirrhose 179
  - Coma hepaticum 181
  - Gallensteine 183

- Stoffwechselerkrankungen - Endokrinologie
  - Gicht 187
  - Diabetes mellitus 189

	Seite
- Erkrankungen der Nieren	
- Urämie	200
- Erkrankungen des Bewegungsapparates	
- Rheumatische Erkrankungen	203
- Tumorerkrankungen	205
- Neurologische Erkrankungen	205
- Schlaganfall	207
- Alzheimer Krankheit	209
- Parkinson Syndrom	209
- Epilepsie	210
- Psychiatrische Erkrankungen	
- Psychosen	215
- Alterspsychosen	215
- Neurosen	217
- Infektionskrankheiten	
- Salmonellosen - Gastroenteritis	220
- Lungentuberkulose	221
- Hepatitis	222

VI. Erste Hilfe
- Blutungen 224
- Ohnmacht 224
- Gelenkverletzungen 225
- Frakturen 226
- Gehirnerschütterung 227
- Blutungen 224

Vorwort

Die vielen Anfragen der Lehrgangsteilnehmer/innen nach einem kurz gefaßten Wiederholungsbuch zur mündlichen und schriftlichen Prüfungsvorbereitung, veranlaßten uns zum Schreiben dieser Buchreihe.

Mit jetzt 4. Bänden stehen den Lehrgangsteilnehmerinnen und Lehrgangsteilnehmern der Fachseminare für Altenpflege und den Altenpflegeschulen erstmals eine Buchreihe zur Vorbereitung auf die schriftliche und mündliche Abschlußprüfung zur Verfügung.

Jetzt kann das während der Ausbildung erworbene Wissen in kürzester Zeit überprüft, wiederholt und aufgefrischt werden.

Die Fragen und Antworten entsprechen dem geforderten Wissensstand und sind so gestaltet, daß sowohl der Lernende allein sein Wissen überprüfen, als auch von einer zweiten Person abgefragt werden kann. Es handelt sich zum Teil um Multiple-Choice-Fragen, Zuordnungsfragen und frei zu beantwortende Fragen.

Für die Durcharbeit dieses Heftes sowie für die Klassenarbeiten und das Examen wünsche ich Ihnen viel Erfolg.

April 1993　　　　　　　　　　　　Otto Bion

I. Altenkrankenpflege
Grundbedürfnisse

Frage 1
Nennen Sie die Aktivitäten des täglichen Lebens (ATL):

- ruhen und schlafen
- sich bewegen
- sich waschen (sauberhalten) und kleiden
- essen und trinken
- ausscheiden
- Regulierung der Körpertemperatur
- atmen
- für Sicherheit sorgen
- sich beschäftigen
- kommunizieren
- Sinn finden (sterben)
- sich als Mann oder Frau fühlen und verhalten

Frage 2
Bei der Nagelpflege ist darauf zu achten:

1) daß die Haut beim Nägelschneiden nicht verletzt wird
2) daß die Zehennägel an den Ecken herausgeschnitten werden
3) daß die Fingernägel rund geschnitten werden
4) daß eingewachsene Nägel sofort von der Pflegeperson entfernt werden

O A 1+3   O B 2+3   O C 3+4   O D 1+4   O E 2+4

Frage 3
Augenpflege:
O A) wird durchgeführt, indem die Augen vom äußeren zum inneren Augenwinkel ausgewischt werden
O B) wird durchgeführt, indem die Augen vom inneren zum äußeren Augenwinkel ausgewischt werden

| 2 = A | 3 = A |

Lagerungen

> **Frage 4**
> Zählen Sie die Hilfsmittel zur Lagerung auf, und nennen Sie die Anwendungsgebiete:

Knierolle
- zur Entspannung der Bauchmuskulatur durch Beugung der Kniegelenke (bitte nur kurzfristige Anwendung wegen der erhöhten Kontrakturgefahr)

Sandsack, Hirsesack
- zur Lagerung und Fixierung der Arme und Beine
- zur Stabilisierung des Patienten in Seitenlage

Gel - Kissen
- zur Verhinderung eines Dekubitus

Fersenschutz
- dient der Druckentlastung der Ferse und verhindert das Wundreiben

Ellenbogenschutz
- dient der Druckentlastung des Ellenbogens und verhindert das Wundreiben

Luftring
- dient der Druckentlastung der Kreuz- Steißbeinregion

Wasserkissen
- dient der Druckentlastung im Rücken-, Wirbelsäulen- und Gesäßbereich

Schaumstoff
- dient im jeweils angewandten Bereich der Druckentlastung und kann in verschiedenen Größen angefertigt werden

Anti-Dekubitus-Matratze (Wechseldruckmatratze)
- Verhinderung eines Dekubitus durch ständig wechselnde Druckentlastung und Anregung der Hautdurchblutung

> Frage 5
> **Geben Sie einen Überblick über die verschiedenen Lagerungen eines alten, kranken Menschen, und nennen Sie einige Indikationen für die jeweilige Lagerung:**

Oberkörperhochlagerung
- durch Erhöhung der Rückenstütze (Kopfteil) und bequeme Lagerung der Beine (mit Hilfsmitteln)

Indikationen
- Herzinsuffizienz
- Atemnot
- Asthma bronchiale

flache Rückenlagerung
- durch Waagerechtstellung des Bettes
- evtl. Stützen des Kopfes durch einen Hirsesack oder ein kleines Kopfkissen (zum Freihalten der Atemwege)

Indikationen
- Kopfverletzungen
- Gehirnerschütterung

Tieflagerung der Beine (schiefe Ebene - Kopfhochlagerung)
- durch Absenken des Fußendes oder Erhöhung des Kopfendes das Bett in eine schiefe Ebene bringen

Indikationen
- Förderung der arteriellen Durchblutung bei arteriellen Durchblutungsstörungen der Beine

Kopftieflagerung - Fußhochlagerung (Trendelenburg - Lage)
- durch Absenken des Kopfteiles und Erhöhung des Fußteiles (15°)

Indikationen
- Förderung des venösen Rückflusses (Autotransfusion)
- bessere Durchblutung des Gehirns
- Ohnmacht
- Schock

Hochlagerung der Beine
- Erhöhung des Fußteiles oder Lagerung der Beine auf Lagerungskissen, Schaumstoffkeilen oder Schienen

Indikationen
- Förderung der venösen Durchblutung
- Verhinderung oder Rückbildung von Ödemen
- Venenentzündung / Thrombose

Bauchlagerung
- Kopf, Brustkorb, Becken, Oberschenkel und Unterschenkel werden durch Unterschieben von weichen Polsterblöcken entlastet

Indikationen
- große Dekubitalgeschwüre im Rücken- und Gesäßbereich

Seitenlagerung
unterstützte Seitenlage 90°
- Stabilisierung und Polsterung durch Lagerungsmittel

30°-Lagerung
- 3 Kissen auf einer Seite unter die Matratze schieben, so daß der Patient auf einer schiefen Ebene liegt

Indikationen
- Dekubitusprophylaxe
- gelähmte Patienten

stabile Seitenlage
- Stabilisierung durch entsprechendes Strecken und Beugen der Extremitäten (unten liegende Extremität gestreckt - oben liegende Extremität gebeugt)

Indikation
- Bewußtlosigkeit

Lagerung in physiologischer Mittelstellung
- Oberarm in 30° Abspreizstellung
- Unterarm in 80° Beugestellung, leicht erhöht
- Handgelenke überstreckt, Handrücken nach oben
- Fingergelenke leicht gebeugt
- Kniegelenke gestreckt
- Fußgelenke in rechtwinkliger Stellung, unter Vermeidung einer Innen- oder Außenrotation

Indikationen
- Gelenkerkrankungen
- Lähmungen

Altenkrankenpflege/Lagerungen

> **Frage 6**
> **Nennen Sie Komplikationen, die durch unsachgemäße Lagerung bzw. lange Inaktivität eines pflegebedürftigen Heimbewohners auftreten können, und nennen Sie jeweils die am stärksten gefährdeten Körperregionen:**

Thrombose
- venöse Blutgerinnung durch Verlangsamung des venösen Blutrückflusses infolge mangelnder Bewegung

gefährdete Körperregionen
- Unterschenkel
- Oberschenkel

Dekubitus
- Druckstellen durch zu langes Aufliegen oder durch unsachgemäße Druckentlastung

gefährdete Körperregionen
- Hinterkopf
- Schulterblätter
- Ellenbogengelenke
- Dornfortsätze der Wirbelsäule
- Kreuzbein
- Darmbeine
- Sitzbeine
- Kniegelenke
- Fußknöchel
- Fersen

Lähmungen
- Schädigung der Nerven durch unsachgemäße Polsterung bei der Lagerung

gefährdete Körperregionen
- Wadenbeinköpfchen (Schädigung des Wadenbeinnervs führt zum Spitzfuß)
- Oberarminnenseite (Schädigung des Speichennervs führt zur Fallhand und die Schädigung des Ellennervs führt zur Krallenhand)

Kontrakturen
- unsachgemäße Lagerung und längere Inaktivität des Bewegungsapparates führen zu Versteifungen und Fehlhaltungen

gefährdete Körperregionen
- Fußgelenke
- Kniegelenke
- Hüftgelenke
- Schultergelenke

Frage 7
Eine Hochlagerung der unteren Extremitäten:

1) bewirkt eine bessere arterielle Durchblutung
2) verhindert und reduziert Ödeme
3) fördert den venösen Blutrückfluß
4) dient der Thromboseprophylaxe
5) wird bei arteriellen Durchblutungsstörungen angewandt

O A 1+5   O B 2+3+4   O C 1+3+5   O D 2+5   O E 3+5

Frage 8
Hilfsmittel zur Lagerung, die speziell der Druckentlastung dienen:

1) Bettkiste
2) Wasserkissen
3) Schaumstoffkissen
4) Fersenschützer
5) Sandsack

O A 2+3+4   O B 1+3+4   O C 1+2+3   O D 3+4+5   O E 1+3+5

Frage 9
Die Kopftieflagerung:

1) bewirkt eine bessere Durchblutung der lebenswichtigen Zentren
2) wirkt als Autotransfusion
3) wird angewandt bei Schockzuständen
4) ist eine Lagerung des Asthmakranken
5) verhindert einen Dekubitus

O A 1+3+4   O B 2+3+5   O C 1+3+5   O D 1+2+3   O E 4+5

```
7 = B        8 = A        9 = D
```

Altenkrankenpflege/Lagerungen

Frage 10
Welche Lagerung kann die Aspirationsgefahr bei einem Bewußtlosen verringern:

O A) die flache Rückenlagerung
Ø B) die stabile Seitenlagerung
O C) die Beckenhochlagerung
O D) die Beinhochlagerung

Frage 11
Eine Tieflagerung der Beine:

1) bewirkt eine bessere venöse Durchblutung
2) bewirkt eine bessere arterielle Durchblutung
3) wird angewandt bei arteriellen Durchblutungsstörungen
4) wird angewandt bei venösen Durchblutungsstörungen

Ø A 2+3   O B 1+3   O C 1+4   O D 2+4

Frage 12
Ordnen Sie den Lagerungen aus Liste 2 die entsprechenden Idikationen aus Liste 1 zu:

Liste 1
a) Schock
b) Herz- und Ateminsuffizienz
c) Bewußtlosigkeit

Liste 2
1) Seitenlagerung
2) Oberkörperhochlagerung
3) Kopf-Tief-Lagerung

O A = 1a, 2b, 3c   O B = 1c, 2b, 3a   O C = 1b, 2c, 3a   O D = 1c, 2a, 3b

| 10 = B | 11 = A | 12 = B |

Mobilisation

Frage 13
Nennen Sie verschiedene Möglichkeiten, wie Sie einen alten oder kranken Menschen mobilisieren können:

- aktive Bewegungsübungen
- passive Bewegungsübungen
- Atemübungen
- Bewegungsübungen durch Physiotherapeuten (isotonische Bewegungsübungen - isometrische Spannungsübungen)
- Aufsetzen im Bett
- Sitzen auf der Bettkante
- Sitzen im Sessel
- Sitzen auf dem Stuhl
- Aufstehen
- Gehen mit personeller Unterstützung
- Gehen mit Gehhilfen (Stock, Unterarmstützen, Gehwagen)

Frage 14
Nennen Sie Sinn und Ziele der Mobilisation eines alten Menschen:

- Förderung der Selbständigkeit
- Verbesserung des Selbstwertgefühls
- Verbesserung des Kräftezustandes
- Kreislaufaktivierung
- Thromboseprophylaxe
- Lockerung von Gewebe und Gelenken
- Verhinderung von Gelenkversteifungen (Kontrakturen)
- Durchlüftung der Lungen

Pneumonieprophylaxe

> **Frage 15**
> **Nennen Sie Ursachen und Symptome der Bronchopneumonie:**

Ursachen
- Aspiration
- Austrocknung der Atemwege
- mangelhafte Belüftung
- mangelndes oder zu seltenes Abhusten

Symptome
- Husten
- Auswurf
- Fieber
- Zyanose
- beschleunigte, flache Atmung
- Atemnot

> **Frage 16**
> **Erklären Sie den Zweck der Bronchitis- und Pneumonieprophylaxe:**

- Verhütung krankhafter Veränderungen der Atemwege
- Vermeidung einer Aspiration
- Vermeidung einer Austrocknung der Atemwege
- Vermeidung einer Sekretanhäufung
- Verbesserung der Lungenbelüftung

> **Frage 17**
> **Nennen Sie Möglichkeiten der Bronchitis- und Pneumonieprophylaxe, und erklären Sie deren Sinn:**

Atemübungen
- Durchlüftung aller Lungenpartien
- Aufrechterhaltung oder Wiederherstellung der Grundfunktionen
- Korrektur einer Fehlatmung

Abhusten
- Verhinderung einer Sekretansammlung in den Atemwegen

Oberkörperhochlagerung
- Erleichterung der Atmung
- Verbesserung der Zwerchfellatmung

Abreiben und Abklopfen
- Sekretlösung
- tiefes Durchatmen

Totraumvergrößerung (Giebelrohr)
- Verbesserung der Lungenventilation und Lungendurchblutung

Umlagerung
- Verhinderung einer Sekretanschoppung

Inhalationen
- Anfeuchtung der Atemwege und Sekretlösung

Absaugen des Mund-Rachen-Raumes
- Vermeidung einer Aspiration
- Sekretentfernung

Frage 18
Eine Bronchitis:

1) kann durch kräftiges und häufiges Abhusten vermieden werden
2) kann durch Atemgymnastik vermieden werden
3) wird durch Inhalationen gefördert
4) kann durch pflegerische Maßnahmen nicht verhindert werden

O A 1+2+3   O B 4   O C 2+3   O D 1+3   O E 1+2

Frage 19
Aspiration ist:

O A) eine krankhafte Veränderung der Bronchien
O B) ein Ansaugen von Fremdkörpern in die Lunge
O C) ein Atemstillstand
O D) die Einatmung

```
18 = E        19 = B
```

Dekubitusprophylaxe

> **Frage 20**
> **Nennen Sie besonders dekubitusgefährdete Patienten / Pflegebedürftige:**

- adipöse Patienten
- kachektische Patienten
- gelähmte Patienten
- sensibilitätsgestörte Patienten
- inkontinente Patienten
- Patienten mit Durchblutungsstörungen

> **Frage 21**
> **Nennen Sie die besonders dekubitusgefährdeten Körperstellen:**

- Hinterkopf
- Ohrmuscheln
- Schultergräten
- Dornfortsätze der Wirbelsäule
- Ellenbogen
- Hüftknochen
- Kreuzbein- Steißbeinregion
- Außenknöchel der Unterschenkel
- Fersen

> **Frage 22**
> **Nennen Sie Störungen des Hautstoffwechsels, die die Entstehung eines Dekubitus begünstigen:**

Kreislaufstörungen
- Minderdurchblutung bei Schock, Embolie und Kälte
- Arteriosklerose (Gefäßverkalkung)
- venöse Stauungen (Ödeme)

Milieustörungen
- Kälte
- Feuchtigkeit
- Bakterien
- Urin / Stuhl

Ernährungsstörungen
- Eiweißmangel
- Flüssigkeitsmangel (ausgetrocknete Haut)
- Vitaminmangel
- Diabetiker

neurologische Störungen
- Lähmungen
- sensorische oder motorische Ausfälle (Bewegungs- und Empfindungsstörungen)
- Bewußtseinseintrübung

Frage 23
Nennen Sie die Symptome des Dekubitus:

Erster Grad
- Rötung der Haut

Zweiter Grad
- Infiltration
- Blasenbildung
- Hautdefekte

Dritter Grad
- Nekrosenbildung (Gewebetod)

Frage 24
Nennen Sie Möglichkeiten, Sinn und Durchführung der vorbeugenden Maßnahmen zur Verhinderung eines Dekubitus:

Körperpflege
Sinn
- Normalisierung des äußeren Milieus

Durchführung
- regelmäßige und sorgfältige Körperpflege
- Haut trocken halten (abfrottieren, Silikonspray, Moltexunterlage, Geriunterlage)
- Behandlung einer bestehenden Inkontinenz

Anregung der Hautdurchblutung
Sinn
- Steigerung der örtlichen Durchblutung
- Verbesserung des Hautstoffwechsels

Durchführung
- Massage mit 30%igem Alkohol, Franzbranntwein, Öl, Puder oder fettender Salbe
- abwechselnde Wärme- und Kälteanwendung
- durchblutungsanregende Bäder
- Mobilisation

Druckentlastung für gefährdete Körperstellen
Sinn
- Druckentlastung für gefährdete Körperstellen, Verhütung von Hautschäden als Folge anhaltender Druckbelastung

Durchführung
- Druckentlastung durch Lagerungskissen (Schaumstoff, Hirse, Roßhaar, Dekubitus-Polster)
- Wasserkissen
- Emulsions- oder Gelkissen
- synthetische Felle
- Fellkappen für Ellenbogen und Fersen
- Antidekubitus-Matratze (Schaumstoff- oder Wechseldruckmatratze)

Druckentlastung durch Umlagerung
Sinn
- Vermeidung von Lagerungsschäden
- Entlastung von Kopf, Rücken, Gesäß und Fersen

Durchführung
- Druckentlastung durch zweckmäßige, dem jeweiligen Zustand des Patienten angepaßte Umlagerung in Seitenlage rechts, Seitenlage links, Bauchlage, Rückenlage

Verbesserung der Hauternährung
Sinn
- Verbesserung der Widerstandskraft der Zellen
- Reduzierung der Infektionsgefahr
- Verbesserung des Allgemeinzustandes

Durchführung
- eiweißreiche Kost
- Vitaminanreicherung der Nahrung durch Obst- und Gemüsesäfte
- ausreichende Flüssigkeitszufuhr

> **Frage 25**
> **Nennen Sie die Grundprinzipien der lokalen Dekubitusbehandlung:**

Dekubitus 1. Grades
- Druckentlastung
- trocken halten
- Feuchtigkeitsschutz durch Hautschutzspray

Dekubitus 2. Grades
- Druckentlastung
- Anregung der Hautdurchblutung (Bestrahlung)
- Förderung der Epithelisierung durch Salbenanwendungen (Bepanthen-Salbe, Actihaemyl-Salbe)

Dekubitus 3. Grades
- Druckentlastung
- Entfernung des nekrotischen Gewebes durch eiweißspaltende Fermente (Leukocylase)
- Verhinderung bzw. Bekämpfung einer Wundinfektion (Wundspülungen mit aseptischen Lösungen, steriler Verbandwechsel)
- Förderung der Granulation (Granugenol-Öl, Peru-Balsam)
- Schutz der Wundränder vor Wundsekreten (Pasta-Zinci-Mollis)

> **Frage 26**
> **Nennen Sie Ursachen, Symptome und Therapie der Intertrigo (Wundsein, wundgeriebene Stellen, "Wolf"):**

Ursachen
- mazerierende Wirkung durch Hitze, Feuchtigkeit, Reibung und Infektion in den großen Körperfalten (Achselhöhlen, unter der weiblichen Brust, Bauchfalten, Leistenbeugen, zwischen den Oberschenkeln, Analfalte, Kniekehlen)

Symptome
- juckende und brennende Hautrötungen
- Pustelbildung
- Fissuren

Therapie
- sorgfältiges Trocknen und Einlegen von Gazestreifen

Altenkrankenpflege/Dekubitusprophylaxe

Frage 27
Zu den Antidekubitus-Matratzen gehören nicht:

Ø A) Roßhaar-Matratzen
O B) mit Wasser gefüllte Matratzen
O C) Schaumstoff-Matratzen
O D) Wechseldruck-Matratzen

Frage 28
Intertrigo kann verhindert werden durch:

1) eine gute Körperpflege
2) sorgfältiges Abtrocknen der gewaschenen Körperstellen
3) eine verminderte Flüssigkeitszufuhr
4) Anlegen eines feuchten Verbandes

O A 1+2+3   O B 1+3   O C 1+4   Ø D 1+2   O E 2+3

Frage 29
Welche Temperatur muß das Wasser zum Füllen eines Wasserkissens haben:

O A) 18 - 21° C
O B) 25 - 30° C
O C) 32 - 35° C
Ø D) 37 - 39° C

Frage 30
Ursachen des Dekubitalgeschwüres sind:

1) Druckeinwirkungen
2) Blutgerinnungsstörungen
3) Ernährungsstörungen
4) Durchblutungsstörungen
5) häufige Massagen
6) lokale Unterkühlungen

O A 1+2+6   O B 2+4+5   Ø C 1+3+4   O D 3+4+5   O E 1+5+6

27 = A	28 = D	29 = D	30 = C

Frage 31
Wichtigste Maßnahmen der Dekubitusprophylaxe:

1) Legen eines Dauerkatheters
2) häufiges Umlagern des Patienten
3) reichliche Verwendung von Körperpuder
4) gute Körperpflege
5) die gewaschenen Hautstellen dürfen nicht abgetrocknet werden
6) richtige Anwendung der Hilfsmittel zur Lagerung

O A 1+2+3 O B 2+4+6 O C 2+5+6 O D 4+5+6 O E 1+2+3+4+5

Frage 32
Erstes Symptom eines Druckgeschwüres:

O A) hohes Fieber
O B) Funktionseinschränkung
O C) eine Rötung der Haut, die auch nach 3-4 Minuten Druckentlastung nicht verschwindet
O D) Sensibilitätsstörungen
O E) Schwielenbildung
O F) Blasenbildung mit Hautabschürfungen

Frage 33
Zinkpastenreste werden am besten von der Haut des Patienten entfernt mit:

O A) kaltem Wasser
O B) vergälltem Spiritus
O C) Penatenöl
O D) Waschäther

Frage 34
Beim Füllen eines Wasserkissens ist zu beachten, daß:

O A) das Wasserkissen prall gefüllt ist
O B) die Luft aus dem Wasserkissen entfernt wird
O C) sich immer Luft und Wasser im Wasserkissen befindet

31 = B	32 = C	33 = C	34 = B

Thromboseprophylaxe

> **Frage 35**
> **Nennen Sie Ursachen und Symptome einer Thrombose:**

Ursachen
- Schädigung der Gefäßwände
- Erweiterung der Venen durch eine Venenwandschwäche
- Defekte der Venenklappen
- verlangsamter venöser Blutrückfluß
- Erhöhung der Blutgerinnungsfaktoren

Symptome
- Druckschmerz
- Rötung
- Wadenschmerz
- distale (körperferne) Schwellung
- Fußsohlenschmerz
- Fieber

> **Frage 36**
> **Welche Heimbewohner sind besonders thrombosegefährdet:**

- bettlägerige Heimbewohner
- Heimbewohner mit Krampfadern
- gelähmte Heimbewohner
- korpulente Heimbewohner
- Heimbewohner mit hohem Blutdruck

> **Frage 37**
> **Zu welchen Komplikationen kann eine Thrombose führen:**

- Störung des venösen Rückflusses (Ödeme)
- Entzündungen (Thrombophlebitis)
- Lösen des Thrombus (Lungenembolie)

Frage 38
Nennen Sie pflegerische Möglichkeiten der Thromboseprophylaxe, und erklären Sie den jeweiligen Sinn:

Kompression der Venen
- elastische Binden
- Elastoplastverband
- Gummibinden
- elastische Strümpfe
- Zinkleimverbände

Sinn
- Kompression der erweiterten oberflächlichen Venen
- Verbesserung des venösen Rückflusses aus den tiefen Beinvenen
- Erhöhung der Blutströmungsgeschwindigkeit in den Venen

Mobilisation
- aktive Bewegungsübungen
- passive Bewegungsübungen
- häufiges Aufsetzen und Aufstehen
- Spaziergänge auf dem Flur oder außerhalb des Hauses

Sinn
- Aktivierung des Kreislaufes
- Verbesserung des venösen Rückflusses (Muskel-Venen-Pumpe)

entstauende Lagerung
- Erhöhung des Fußteiles
- Lagerung der Unterschenkel auf Schaumstoffkissen
- Hochlagerung der Beine im Sitzen

Sinn
- Verbesserung des venösen Rückflusses

Sohlendruck
- Bettkiste
- Fußstütze
- Fußexpander

Sinn
- Erhöhung des Muskelspannungszustandes in den Waden
- Förderung des venösen Blutrückflusses

Fuß-Beinmassage
- Ausstreichen der Beine (erst körpernah [proximal], dann körperfern [distal])

Sinn
- Förderung des venösen Rückflusses

Altenkrankenpflege/Thromboseprophylaxe

> **Frage 39**
> **Welche Möglichkeiten der medikamentösen Thromboseprophylaxe kennen Sie:**

Heparine (z.B. Heparin, Liquemin)
- binden das körpereigene Thrombin und verhindern somit die Umwandlung von Fibrinogen zu Fibrin
- Wirkungsoptimum: sofort
- Kontrollen durch Bestimmung der Gerinnungszeit
- Antagonist = Protaminsulfat
- Applikation = Infusion, Injektion, Salben

Cumarine (z.B. Marcumar)
- verhindern die Prothrombinbildung
- Wirkungsoptimum (Prothrombinspiegel von 15 - 30%) wird nach 2-3 Tagen erreicht
- Kontrollen durch Bestimmung des Prothrombinspiegels im Blutserum (Quick - Wert)
- Antagonist = Vitamin K
- Applikation = Tabletten (oral)

> **Frage 40**
> **Worauf achten Sie bei Heimbewohnern, die von ihrem Hausarzt mit Antikoagulantien behandelt werden:**

- Verabreichung der oralen Antikoagulantien, täglich zur gleichen Zeit unter Aufsicht

- regelmäßige Kontrolle der Gerinnungszeit bzw. Prothrombinzeit

- "Vitamin K" - arme Kost

- Vermeidung von intramuskulären Injektionen

- Schleimhautblutungen

- Blutungen im Harnsystem (blutiger Urin)

- Blutungen der Darmschleimhaut (Blutbeimengungen im Stuhl)

Frage 41
Möglichkeiten der Thromboseprophylaxe:

1) strenge Bettruhe
2) häufiges Aufstehen und Bewegen
3) Wickeln der Beine bzw. Anziehen von AT-Strümpfen
4) Verabreichung von Antibiotika
5) Heimbewohner auffordern, die Beine häufig zu bewegen

O A 1+3   O B 2+3+4   O C 3+4+5   O D 2+3+5   O E 1+4

Frage 42
Bei der Thromboseprophylaxe werden die Beine des Patienten gewickelt bzw. Antithrombosestrümpfe angezogen:

1) um einer Muskelerschlaffung vorzubeugen
2) um einer Erschlaffung der Venenwände vorzubeugen
3) um Ödemen vorzubeugen
4) um den venösen Blutrückfluß zu fördern

O A 2+4   O B 1+2   O C 1+3   O D 1+4   O E 2+3

Frage 43
Die Fußstütze bzw. Bettkiste:

1) dient zur Thromboseprophylaxe, da sie einen Sohlendruck ermöglicht
2) verhindert eine Spitzfußbildung
3) wird nur bei gelähmten Menschen an das Fußende des Bettes gestellt
4) ermöglicht nur eine bequeme Lagerung

O A 2+3   O B 1+3   O C 3+4   O D 1+3+4   O E 1+2

---

41 = D   42 = A   43 = E

Soorprophylaxe

> **Frage 44**
> **Nennen Sie Mundschleimhauterkrankungen, die durch eine mangelhafte Mundpflege begünstigt werden und deren Symptome:**

Soor
- Pilzinfektion (Erreger = Candida albicans)

Symptome
- weißliche, kleinfleckige bis flächenhafte Beläge
- Beläge lassen sich streifenförmig abziehen

Stomatitis
- Mundschleimhautentzündung

Symptome
- gerötete und geschwollene Mundschleimhaut
- brennende Schmerzen
- vermehrter Speichelfluß
- Mundgeruch

Aphthen
- Defekte der Mundschleimhaut

Symptome
- flache, rundliche Erosionen an Zunge, Zahnfleisch, Gaumen- und Wangenschleimhaut
- weiß-gelblicher Belag
- starke Schmerzen

Rhagaden
- Schrunden

Symptome
- schmerzhafte Einrisse an Mund- und Nasenwinkeln

Parotitis
- Ohrspeicheldrüsenentzündung

Symptome
- druckschmerzhafte Entzündung der Ohrspeicheldrüse
- evtl. Kieferklemme
- verminderter Speichelfluß
- trockener Mund

Frage 45
Bei welchen alten Menschen ist eine spezielle Mundpflege zur Verhinderung von Mundschleimhauterkrankungen notwendig:

- alte Menschen mit reduziertem Allgemein- und Ernährungszustand
- alte Menschen, die die Nahrungsaufnahme verweigern
- alte Menschen, die durch Sonden ernährt werden
- bewußtlose Heimbewohner
- fiebernde Heimbewohner
- alte Menschen mit Mundatmung
- Heimbewohner mit Antibiotika-Therapie
- alte Menschen mit mangelhafter Kautätigkeit
- alte Menschen mit reduzierter Abwehrkraft

Frage 46
Nennen Sie spezifische und unspezifische Maßnahmen zur Verhinderung von Mundschleimhauterkrankungen:

unspezifische Maßnahmen
- Zähne putzen
- Mundspülungen nach jeder Nahrungsaufnahme
- Prothesenreinigung nach jeder Nahrungsaufnahme

spezifische Maßnahmen
- Mundspülungen mit Kamille oder Salbei-Myrrhentinktur
- Auswischen und Anfeuchten des Mundes mit Bepanthen, Borax-Glyzerin oder synthetischem Speichel
- Anregung der Kautätigkeit (Kaugummi, Dörrobst, Zitronenscheiben)
- Absaugen des Mund-Rachen-Raumes bei Bewußtlosen

Frage 47
Nennen Sie lokale Behandlungsmöglichkeiten bei bestehenden Mundschleimhauterkrankungen:

Soormykose
- Einpinseln mit Moronal oder Gentianaviolett

Stomatitis
- Einpinseln mit Myrrhentinktur, Procainlösung oder Pyralvex
- Prontocain-Lutschtabletten gegen die Schmerzen

Altenkrankenpflege/Soorprophylaxe

Mundaphthen
- Bepinseln mit Myrrhentinktur oder Bepanthen

Rhagaden
- Einfetten mit Vitamin-B-haltigen Salben

Frage 48
Den Soor der Mundschleimhaut erkennt man an:

O A) kleinen Knötchen
Ⓧ B) einem weißen Belag
O C) einem braunen, borkigen Belag

Frage 49
Ursachen einer Parotitis:

1) schlechte Mundpflege
2) parenterale Ernährung
3) häufiges Mundspülen
4) Antibiotikabehandlung

O A 1+2   O B 1+2+3   O C 2+3+4   O D 1+2+4   O E 3+4

Frage 50
Die Parotitis ist:

O A) eine Magen-Darmerkrankung
Ⓧ B) eine Ohrspeicheldrüsenerkrankung
O C) eine Mundschleimhautentzündung
O D) ein übler Mundgeruch

Frage 51
Wieviel Kamillosan wird für eine 1%ige Mundspülung in ein Glas mit 100 ml Wasser gegeben:

Ⓧ A) 20 Tropfen Kamillosan
O B) 1 Teelöffel Kamillosan
O C) 1 Eßlöffel Kamillosan

| 48 = B | 49 = A | 50 = B | 51 = A |

Frage 52
Bei einem Bewußtlosen wird die Mundpflege durchgeführt mit:

O A) einem nassen Tupfer, der um einen Holzspatel gewickelt ist
Ø B) einem feuchten Tupfer, der in eine Kornzange eingeklemmt ist
O C) einer Zahnbürste und Zahnpasta
O D) einem Zahnprothesenschnellreiniger

Frage 53
Unter einer parenteralen Ernährung versteht man:

O A) eine Sondenernährung
O B) eine Ernährung durch eine Fistel in der Bauchdecke
    (Witzel-Fistel)
Ø C) eine Ernährung durch Dauertropfinfusionen

Frage 54
Welche der nachfolgenden Punkte müssen bei der Verabreichung von Sondenkost beachtet werden:

1) Sondenkost darf nur morgens und abends verabreicht werden
2) eine gute Mundpflege ist unerläßlich
3) die Magensonde darf nach Verabreichung der Mahlzeit nicht mit
    Flüssigkeit gespült werden (Infektionsgefahr)
4) die Sondenkost sollte eine Temperatur von 20°C haben
5) die Sondenkost sollte eine Temperatur von 30°C haben

O A 1+5   O B 1+2+3   O C 2+3+5   Ø D 2+5   O E 1+2+4

Frage 55
Komplikationen, die bei liegender Nasennährsonde auftreten können:

1) Überblähung des Magens
2) Nasenflügeldekubitus
3) Gewichtszunahme des Patienten
4) Parotitis

Ø A 1+2+4   O B 1+3   O C 1+2+3   O D 1+3+4   O E 3+4

52 = B	53 = C	54 = D	55 = A

Kontrakturenprophylaxe

> **Frage 56**
> **Nennen Sie die typischen Symptome einer Kontraktur:**

- schmerzhafte Bewegungseinschränkung
- unharmonischer Bewegungsablauf
- tastbare Verhärtungen von Weichteilen

> **Frage 57**
> **Zählen Sie die Hauptursachen auf, die zu einer Kontraktur führen können:**

- Verletzungen
- Funktionseinschränkungen
- Inaktivität des Bewegungsapparates (Arme, Beine)
- Entzündungen
- Schmerzen

> **Frage 58**
> **Welche alten Menschen sind besonders kontrakturgefährdet:**

- alte Menschen mit Gelenkerkrankungen
- alte Menschen mit Rheuma
- alte Menschen mit Nerven- oder Querschnittslähmungen
- alte Menschen mit stark reduziertem Allgemeinzustand
- Bewußtlose
- Heimbewohner mit Schienenverbänden

> **Frage 59**
> **Nennen Sie Möglichkeiten der Kontrakturenprophylaxe:**

Lagerung
- zweistündliches Umlagern der Extremitäten und des Kopfes (abwechselnd in Beugestellung und Streckstellung)
- bei Gegenindikation Lagerung in physiologischer Mittelstellung (Funktionsstellung)
- zur Vermeidung eines Spitzfußes müssen die Fußsohlen (senkrecht) an einem Bettkasten oder einer Fußstütze anliegen

aktive Bewegungsübungen
- der alte Mensch sollte so oft wie möglich das Bett verlassen und mehrmals täglich auf dem Flur oder im Park spazieren gehen
- der bettlägerige Heimbewohner bewegt 2-3 mal täglich alle Gelenke

Bewegungen:
- Flexion (Beugung)
- Extension (Dehnung)
- Supination (Auswärtsdrehung)
- Pronation (Einwärtsdrehung)
- Abduktion (Abspreizen)
- Adduktion (Heranziehen)
- Rotation (Drehung)

passive Bewegungsübungen
- ein- bis zweimal täglich werden alle Gelenke des immobilen Heimbewohners von Krankengymnasten oder Altenpflegepersonen bewegt

assistierte Bewegungsübungen
- Altenpflegepersonen oder Krankengymnasten helfen dem alten Menschen bei den selbständigen Bewegungsübungen

---

Frage 60
Woran erkennt man eine Kontraktur:

1) der Patient kann die Zwangshaltung eines Gelenkes nicht aufgeben
2) der Patient klagt über Schmerzen bei Bewegungen
3) das betroffene Gelenk ist stark entzündet
4) der Patient hat subfebrile Temperaturen
5) die betroffene Extremität ist schlecht durchblutet

O A 1+2   O B 1+3+4   O C 1+4+5   O D 3+4   O E 2+5

Frage 61
Die Spitzfußprophylaxe wird durchgeführt:

O A) zur Verhütung einer Kontraktur im Hüftgelenk
O B) zur Verhütung einer Kontraktur im Kniegelenk
O C) zur Verhütung einer Kontraktur im Fußgelenk

---

60 = A   61 = C

II. Beobachtung des alten und kranken Menschen
Allgemeinzustand

> **Frage 62**
> **Nennen Sie Kriterien zur Beurteilung des Allgemeinzustandes eines alten Menschen:**

- Ernährungszustand
- Körpergröße
- Körpergewicht
- Körperhaltung
- Körperlage bei Bettlägerigkeit
- Bewegungsablauf
- Beweglichkeit
- Gangbild
- Mimik
- Gehör
- Sprache
- Appetit
- Sehfähigkeit
- Bewußtseinslage
- Schmerzen

> **Frage 63**
> **Beschreiben Sie den normalen und den veränderten Ernährungszustand:**

normaler Ernährungszustand
- abhängig von Körperbau, Körpergröße, Geschlecht und Alter
- gleichmäßige Verteilung der Fettpolster
- elastische Haut bei ausreichender Flüssigkeit im Körper
- faltige Haut bei alten Menschen

reduzierter Ernährungszustand
- Untergewicht
- Reduzierung der Fettpolster
- Reduzierung des Hautspannungszustandes

schlechter Ernährungszustand
- Kachexie
- Fehlen der Fettpolster
- stark reduzierter Hautspannungszustand
- Auszehrung und Kräfteverfall

Fettleibigkeit
- Adipositas (Übergewicht)
- vermehrter Fettansatz
- erhöhter Hautspannungszustand
- vermehrte Transpiration (Schwitzen)
- Entzündungsgefahr im Bereich der Hautfettfalten

Frage 64
Nennen Sie einige Gangveränderungen sowie Veränderungen der Körperhaltung und Körperlage und deren mögliche Ursache:

Gangveränderungen
kraftloser, müder und schleppender Gang
- mögliche Ursache = reduzierter Allgemeinzustand
schlurfender Gang
- mögliche Ursache = Morbus Parkinson
trippelnder, unsicherer Gang
- mögliche Ursache = hohes Alter
schwankender, unsicherer Gang
- mögliche Ursache = Kreislaufregulationsstörungen
spastischer Gang
- mögliche Ursache = multiple Sklerose
Zirkumduktionsgang (kreisförmiger Gang)
- mögliche Ursache = Halbseitenlähmung (Hemiplegie)
Entengang
- mögliche Ursache = Hüftgelenkerkrankungen
hinkender Gang
- mögliche Ursache = Beinverkürzung, Schmerzzustände
ataktischer Gang
- mögliche Ursache = Labyrintherkrankungen
steifer, unsicherer Gang
- mögliche Ursache = Hüftgelenkerkrankungen

Veränderungen der Körperhaltung
schlaffe, gebeugte Haltung
- mögliche Ursache = Depressionen, reduzierter Allgemeinzustand

Zwangshaltung oder Schonhaltung
- mögliche Ursache = Schmerzen
krampfhafte, steife, aufrechte Sitzhaltung
- mögliche Ursache = Rückenerkrankungen
vorgebeugte Haltung
- mögliche Ursache = Morbus Bechterew

Veränderungen der Körperlage
passive Lage
- mögliche Ursache = Lähmungen, Bewußtlosigkeit, Somnolenz
häufiger Lagewechsel
- mögliche Ursache = psychische Unruhe, Schmerzzustände
sitzende Haltung
- mögliche Ursache = Herz- und Lungenerkrankungen (Atemnot)
Zwangslage zur Vermeidung oder Reduzierung von Schmerzen
- mögliche Ursache = Gelenkbeschwerden, Bauchschmerzen, Lumboischialgie

---

Frage 65
Nennen Sie häufig vorkommende Veränderungen der Beweglichkeit bzw. des Bewegungsablaufes:

Beweglichkeit
herabgesetzte Beweglichkeit
- mühevolle, schmerzhafte, anstrengende, verzögerte oder fehlende Bewegung

gesteigerte Beweglichkeit
- plötzliche, unregelmäßige, überschießende oder ziellose unwillkürliche Bewegungen des Körpers oder einer Extremität

gestörte Bewegungskoordination = Ataxie
- gezielte Bewegungen sind nicht möglich oder nicht zweckangepaßt, z.B. Gangstörungen, Mimikstörungen, Zielunsicherheiten

stereotype Bewegungen = Stereotypien
- wiederholte, gleichartige motorische Bewegungen über längere Zeit

Lähmungen
Parese
- nicht vollständige Lähmung; lähmungsartige Schwäche

Monoplegie
- Lähmung einer Extremität

Paraplegie
- gleichzeitige Lähmung der oberen oder unteren Extremitäten

Hemiplegie
- Lähmung einer Körperhäfte
Tetraplegie
- Lähmung aller Extremitäten
spastische Lähmung
- Lähmung mit erhöhtem Muskeltonus
schlaffe Lähmung
- Lähmung mit vermindertem Muskeltonus

Krämpfe / Zuckungen
klonische Krämpfe
- kurzdauernde Zuckungen antagonistischer Muskeln in schneller Folge

tonische Krämpfe
- längerdauernde heftige Muskelanspannungen

Krampus
- tonischer, schmerzhafter Krampf eines Muskels oder einer Muskelgruppe (z.B. Wadenkrampf)

faszikuläre Muskelzuckungen
- plötzliche unregelmäßige Kontraktionen eines Muskels oder einer Muskelgruppe (z.B. Zucken der Augenlider)

Tremor
- rasch aufeinanderfolgende rhythmische Zuckungen antagonistischer Muskeln

Zittern
- je nach Ausschlag fein-, mittel- oder grobschlägig

Frage 66
Beschreiben Sie bitte die verschiedenen Bewußtseinszustände:

Bewußtseinsklarheit
- normale Bewußtseinslage
- der alte Mensch ist ansprechbar, zeitlich, räumlich und persönlich orientiert, er hat eine klare geistige Verfassung (wahrnehmungsfähig, denkfähig, handlungsfähig, merkfähig, orientierungsfähig)

Benommenheit
- leichter Grad der Bewußtseinsstörung
- Patient denkt und handelt verlangsamt
- Patient zeigt eine verlangsamte Reaktion und erschwerte Orientierung

Somnolenz
- schläfrige Teilnahmslosigkeit
- Patient zeigt eine krankhafte Schläfrigkeit, ist jedoch durch äußere Reize weckbar
- mangelnde Aufmerksamkeit und Ansprechbarkeit
- einfache Fragen können beantwortet werden

Sopor
- Bewußtseinsstörung mittleren Grades
- Patient ist nicht weckbar
- nur stärkste Reize lösen Reaktionen aus
- Reflexe sind auslösbar

Präkoma
- beginnende Bewußtlosigkeit bei Stoffwechselerkrankungen
- Patient ist durch äußere Reize nicht weckbar
- Patient reagiert auf starke Schmerzreize mit ungezielten Abwehrbewegungen
- erhaltene Reflexe (Pupillen-, Würg- und Muskeleigenreflexe)

Koma
- tiefe Bewußtlosigkeit
- keine Schmerzreaktionen
- Erlöschen aller oder einzelner Reflexe
- evtl. Ausfall der Spontanatmung

Amnesie
- zeitliche oder inhaltliche Gedächtnislücke

Apathie
- dauernde oder vorübergehende Teilnahmslosigkeit

Absencen
- plötzliche, kurze Bewußtseinsverluste

Stupor
- geistige und körperliche Erstarrung
- völlige Hilflosigkeit
- eingeschränkter Denkvorgang
- evtl. keine Nahrungsaufnahme, Inkontinenz

Delirium
- pathologisch veränderte Bewußtseinslage
- desorientiert, verwirrt, illusionäre Verkennungen, wahnhafte Vorstellungen
- Tremor, Schweißausbruch und Unruhe als körperliche Begleitsymptome

Halluzinationen
- wahnhafte Vorstellungen
- Sinnestäuschungen in allen Bereichen (Akustik, Optik, Geschmack, Geruch, Gefühl)

Frage 67
Beschreiben Sie bitte die verschiedenen Schmerzformen:

---

viszeraler Schmerz
- subkortikaler Schmerz
- diffus, dumpf, bohrend, von den Eingeweiden ausgehend

somatischer Schmerz
- kortikaler Schmerz
- stechend, brennend, schneidend, von der Körperoberfläche ausgehend

übertragener Schmerz
- auf die Haut (Head-Zone) übertragener Schmerz bei Erkrankungen innerer Organe

Kolik
- wehenartige, wellenförmige, diffuse Schmerzen durch spastische Kontraktionen der glatten Muskulatur bei Abflußbehinderungen (Galle, Nieren)

Neuralgie
- blitzartige, bohrende, reißende, stechende, ziehende, brennende Nervenschmerzen (anfallsweise auftretend)
- Schmerzfreiheit zwischen den neuralgischen Anfällen

Phantomschmerz
- Scheinschmerz in einem nicht mehr vorhandenem Körperglied (nach Amputationen)

Beobachtung/Allgemeinzustand

Frage 68
Ein somnolenter alter Mensch:

1) ist in seiner Bewußtseinslage leicht getrübt
2) spricht auf äußere Reize nicht an
3) reagiert langsam und beantwortet einfache Fragen
4) ist hellwach und reagiert schnell
5) ist bewußtlos

O A 1+2+3   O B 2+5   O C 4   O D 1+3   O E 1+2

Frage 69
Alte Menschen, die schlecht hören, sind oft:

O A) euphorisch
O B) weinerlich
O C) mißtrauisch
O D) vertrauensvoll

Frage 70
Schmerz ist:

1) ein Symptom
2) eine subjektive Empfindung
3) eine selbständige Krankheit
4) ein Anfangssymptom bei Karzinomen

O A 1+2   O B 3   O C 3+4   O D 1+4   O E 2+3+4

Frage 71
Typische Schon- oder Zwangslagen werden beobachtet bei:

1) Patienten mit Pleuritis (liegen auf der erkrankten Seite)
2) Patienten mit gebrochenen Extremitäten (halten diese in Schonstellung)
3) Patienten mit Atemnot (liegen flach im Bett)

O A 1+3   O B 2+3   O C 1+2+3   O D 3   O E 1+2

---

68 = D   69 = C   70 = A   71 = E

Frage 72
Der diffuse Schmerz ist ein:

O A) örtlich begrenzter Schmerz
O B) ausstrahlender Schmerz ohne Abgrenzung
O C) kolikartiger Schmerz

Frage 73
Vom biologischen Tod spricht man wenn:

O A) der Herzschlag aussetzt
O B) die Spontanatmung aussetzt
O C) das Elektroenzephalogramm eine kontinuierliche Null-Linie zeigt

---

Frage 74
Sichere Todeszeichen sind:

1) extreme Hautblässe
2) Fehlen des Radialispulses
3) Null-Linie im Elektroenzephalogramm (EEG)
4) völlige Erstarrung der Muskulatur
5) Herzstillstand

O A 1+2+3+4+5   O B 1+3+5   O C 3+4   O D 2+5   O E 1+2

Frage 75
Vom klinischen Tod spricht man wenn:

1) ein Mensch im Krankenhaus stirbt
2) eine Reanimation aussichtslos erscheint
3) die Herzaktionen aussetzen
4) die Spontanatmung aussetzt
5) das Elektroenzephalogramm eine Null-Linie zeigt

O A 1+2   O B 3+4+5   O C 3+4   O D 2+3+4   O E 2+3+4+5

---

72 = B   73 = C   74 = C   75 = C

Haut

> Frage 76
> **Welche Aufgaben hat die Haut:**

Schutzorgan
- Wärme, Kälte, Fremdkörper, Krankheitserreger, Säuren, Laugen

Sinnesorgan
- Berührung, Druck, Schmerz, Wärme, Kälte

Temperaturregulation
- Hyperämie, Hypoämie, Transpiration

Absonderungsorgan
- Schweiß, Talg, Duftstoffe

Speicherorgan
- Fett

> Frage 77
> **Nennen Sie die physiologischen Hautveränderungen und deren Ursachen:**

Hautrötung (Hyperämie der Haut)
Ursachen: Aufregung, Hitze, Anstrengung

Hautblässe (Hypoämie der Haut)
Ursachen: Kälte, Schreck, konstitutionell

> Frage 78
> **Zählen Sie pathologische Hautfarbveränderungen auf, und nennen Sie Erkrankungen, bei denen sie typischerweise auftreten:**

Hautrötung (Hyperämie der Haut)
Erkrankungen: Entzündungen, Exantheme, Bluthochdruck, Fieber

Hautblässe (Hypoämie der Haut)
Erkrankungen: Anämie, niedriger Blutdruck, Schock, akute Blutungen, Herzerkrankungen, lokale Zirkulationsstörungen (Embolie), Nierenerkrankungen

Gelbverfärbung der Haut (Ikterus)
Erkrankungen: Hämolyse, Lebererkrankungen, Abflußbehinderungen im Leber-Gallengangsystem

Blauverfärbung der Haut (Zyanose)
Erkrankungen: Herzinsuffizienz (venöse Stauungen), Störungen des Lungenstoffwechsels

---
Frage 79
Was verstehen Sie unter Hautturgorveränderungen:

- Veränderungen des Hautspannungszustandes

Exsikkose
- Dehydratation (Austrocknung)
- reduzierter Hautspannungszustand
- Haut erschlafft und ist in Falten abhebbar - Hautfalten bleiben stehen

Ödeme
- nichtentzündliche Schwellungen
- erhöhter Hautspannungszustand
- vermehrte Ansammlung von wässrigen Flüssigkeiten im Gewebe
- Druck mit dem Finger hinterläßt eine Vertiefung im ödematösen Gewebe

Entzündungen
- schmerzhafte Hautschwellung durch entzündliche Veränderungen im Gewebe
- lokal abgrenzbare Zunahme des Hautspannungszustandes

Gewebsneubildung
- lokale Zunahme des Hautspannungszustandes bei gut- oder bösartiger Gewebswucherung

---
Frage 80
Nennen Sie typische Ödemlokalisationen:

---

kardiale Ödeme (Stauungsödeme)
- lagebedingt an den tiefsten Körperstellen
- untere Extremitäten (Knöchel/Fußrücken) bei stehenden, sitzenden oder laufen Menschen
- Ödeme sind abends stärker ausgeprägt als morgens

renale Ödeme
- Gesichtsödeme, Lidödeme
- Ödeme sind morgens und abends gleich stark

hepatogenes Ödem
- Aszites (Wasseransammlung im Bauchraum)

Frage 81
Nennen Sie die Zeichen einer Entzündung:

- Rötung
- Schwellung
- Wärme
- Schmerz
- Funktionseinschränkung

Frage 82
Nennen Sie häufig vorkommende Zungenveränderungen und deren Ursachen:

---

belegte Zunge
- Auflagerungen von abgestoßenen Epithelien und Leukozyten
Ursachen
- Magenerkrankungen
- Lebererkrankungen
- Gallenerkrankungen

weiße, belegte Zunge
- Belag haftet fest an (wie geronnene Milch)
Ursachen
- Soor-Befall der Mundschleimhaut

trockene Zunge
Ursachen
- Mundatmung
- Durst
- Fieber
- Durchfälle
- akute Baucherkrankungen

> **Frage 83**
> **Nennen Sie tierische Parasiten und die durch sie hervorgerufenen Hautveränderungen:**

Läuse (Kopflaus, Kleiderlaus, Filzlaus)
- Haarverfilzungen
- auf der Kopfhaut abgelegte Nissen (Kopflausnester)
- kleine, blaurote Flecken mit starkem Juckreiz (Bißstellen von Filz- oder Kleiderläusen)

Wanzen
- urtikarielle Reaktionen

Flöhe
- stark juckende, rote Flecken oder Quaddeln

Milben
- Milbengänge in der Haut mit starkem Juckreiz (Krätze)

Mücken, Stechfliegen, Wespen
- Quaddeln, allergische Reaktionen, starke Schwellungen, Ödeme, Juckreiz

> **Frage 84**
> **Nennen Sie die Entzündungen des Haarbalges:**

Furunkel
- umschriebene, schmerzhafte, akut-eitrige Entzündung eines Haarbalges und seiner Talgdrüse

Karbunkel
- mehrere, dicht beieinanderstehende Furunkel (Nacken, Rücken, Gesicht)

Beobachtung/Haut 45

Frage 85
Zyanose ist:

O A) eine blau-rötliche Hautverfärbung bei Herzinsuffizienz
O B) eine Minderdurchblutung der Haut
O C) eine bösartige Erkrankung
O D) ein Schocksymptom

Frage 86
Wann findet man eine belegte Zunge vor:

1) bei fast allen fieberhaften Erkrankungen
2) bei einer Anämie
3) bei Magen-Darm-Erkrankungen
4) bei Heimbewohnern mit chronischen Zahnfleischblutungen

O A 1+3   O B 1+2+3   O C 2+3+4   O D 3+4   O E 1+4

Frage 87
Was sind Ödeme:

O A) Wasseransammlungen im Gewebe
O B) Verfärbung der Haut
O C) Blutaustritte aus den Haargefäßen

Frage 88
Bei welchen Erkrankungen entsteht eine Gelbverfärbung der Haut:

1) durch eine Lebererkrankung
2) durch eine Herzschwäche
3) durch Magenblutungen
4) durch einen Verschluß der Leber-Gallengänge
5) durch eine Harnverhaltung

O A 1+4   O B 2+3   O C 2+3+4   O D 1+3   O E 1+5

```
85 = A    86 = A    87 = A    88 = A
```

Puls

> **Frage 89**
> **Erklären Sie das Reizbildungs- und Reizleitungssystem des Herzens:**

Sinusknoten
- liegt im rechten Herzvorhof
- ist das primäre Reizbildungszentrum
- ist der Schrittmacher der Herzerregungen
- bildet 70-80 Impulse pro Minute, die zur Vorhofsystole führen
- ist durch das vegetative Nervensystem beeinflußbar

Atrioventrikularknoten (AV-Knoten)
- liegt an der rechten Vorhofkammergrenze
- ist das sekundäre Reizbildungszentrum
- leitet die verstärkten Sinuserregungen in die Kammer weiter und führt zur Kammersystole
- bildet bei Ausfall des Sinusknotens (AV-Block) ca. 50 Erregungen pro Minute

Hiss-Bündel, Tawara-Schenkel und Purkinje-Fäden
- liegen an der Kammerscheidewand und verlaufen rechts und links der Herzscheidewand zur Kammermuskulatur
- leitetn die Erregungen des AV-Knotens in die Kammermuskulatur
- bilden bei Ausfall des Sinusknotens und AV-Knotens ca. 25-40 Erregungen (Kammereigenrhythmus)

> **Frage 90**
> **Welche Faktoren spielen für die Beurteilung des Pulses eine Rolle:**

Pulsfrequenz
- Anzahl der Pulsschläge pro Minute (ca. 60-80)

Pulsqualität
- Größe der Pulswelle (Füllungszustand der Arterien)
- Unterdrückbarkeit des Pulses (hart, weich)

Pulsrhythmus
- Pulsschlagfolge (regelmäßig)

Frage 91
Welche physiologischen (nicht krankhaft bedingte) Faktoren beeinflussen die Pulsfrequenz:

- Alter
- Konstitution
- Ernährung (reichliche Nahrungsaufnahme)
- psychische Verfassung (Zorn, Erregung, Angst)
- Genuß von Koffein, Alkohol, Nikotin
- Einnahme von Medikamenten (Atropin, Adrenalin, Schlafmittel, Beruhigungsmittel, Digitalispräparate)

Frage 92
Nennen Sie krankhafte Pulsfrequenzveränderungen und einige Beispiele für deren Ursachen:

Tachykardie
- über 100 Pulsschläge pro Minute

Ursachen
- Fieber (Pulsfrequenzanstieg um ca. 8 Schläge/Minute je 1° C. Temperaturanstieg
- Anämie
- Blutverlust
- Schock
- Herzinsuffizienz (unbehandelt)
- vegetative Dystonie
- Schilddrüsenüberfunktion

Bradykardie
- langsame Herztätigkeit
- weniger als 55 Pulsschläge pro Minute

Ursachen
- Schilddrüsenunterfunktion
- Herzleitungsstörungen (Herzblock)
- Erbrechen
- erhöhter Hirndruck (Druckpuls) durch Hirntumor, Hirnblutung, Hirnödem
- Medikamente (Digitalisüberdosierung, Morphinvergiftung)

> **Frage 93**
> **Beschreiben Sie einige Pulsrhythmusstörungen, und nennen Sie deren Ursachen:**

respiratorische Arrhythmie
- atmungsabhängige Rhythmusveränderung ohne Krankheitswert
- Pulsbeschleunigung während der Einatmungsphase
- Pulsverlangsamung während der Ausatmungsphase

Ursachen
- Koronarsklerose

extrasystolische Arrhythmie (Extrasystolen)
- Sonderschläge bei sonst rhythmischem Puls
- werden vom Patienten als Herzstolpern wahrgenommen

Ursachen
- Reizbildungsstörungen

absolute Arrhythmie
- vollständig unregelmäßige Herzschlagfolge

Ursachen
- organische Herzerkrankungen (Herzmuskelschaden)
- Vorhofflimmern
- Vorhofflattern

> **Frage 94**
> **Nennen Sie geeignete Arterien zur Pulskontrolle:**

- Speichenarterie (Arteria radialis)
- Schläfenarterie (Arteria temporalis)
- Halsschlagader (Arteria carotis)

Frage 95
Was versteht man unter einer Extrasystole:

O A) einen schnellen Herzschlag
O B) einen vorzeitig einfallenden Sonderschlag
O C) einen verlangsamten Herzschlag

> 95 = B

Frage 96
Ursachen der Bradykardie:

1) Herzblock (AV-Block)
2) Schädelinnendruckerhöhung
3) Digitalisüberdosierung
4) Herzinsuffizienz
5) Aufregung / Streß

O A 1+2+3   O B 1+2+3+4   O C 1+2+5   O D 1+3+5   O E 3+4+5

Frage 97
Zeichen des Druckpulses:

O A) Pulsfrequenz schnell und kaum tastbar
O B) Puls gut gefüllt und sehr schnell (tachykard)
O C) Puls gut gefüllt und langsam (bradykard)

Frage 98
Eine Digitalisüberdosierung ist gekennzeichnet durch:

O A) Verstopfung oder Durchfall, dunklen Stuhl, vermehrten Windabgang
O B) Pulsbeschleunigung, Blutdruckerhöhung, starkes Schwitzen
O C) einen verlangsamten bis stark verlangsamten Puls, Erbrechen
O D) Ohrenklingeln, Stirnkopfschmerzen, Taubheit

Frage 99
Das Fremdwort für Pulsbeschleunigung heißt:

O A) Bradykardie
O B) Hypotonie
O C) Tachykardie
O D) Tachypnoe
O E) Hypertonie

---

96 = A	97 = C	98 = C	99 = C

Blutdruck

> **Frage 100**
> **Von welchen Faktoren ist der Blutdruck abhängig:**

Herzminutenvolumen (HMV)
- Blutmenge, die das Herz in einer Minute auswirft (ca. 5-6 Liter)
- Herzfrequenz x Herzschlagvolumen = Herzminutenvolumen

Gefäßwiderstand
- Elastizität der Gefäße (Grad der Verkalkung)
- Widerstand der kleinen Arterien und Kapillaren

Füllungszustand der Gefäße
- Blutmenge, die sich im arteriellen Teil der Blutgefäße befindet
- Gesamtblutvolumen

> **Frage 101**
> **Erklären Sie die Begriffe systolischer Blutdruck, diastolischer Blutdruck und Blutdruckamplitude:**

systolischer Blutdruck
- Druckmaximum, das während der Austreibungsphase der linken Herzkammer in den Arterien entsteht

diastolischer Blutdruck
- Druckminimum, das während der Erschlaffungs- und Auffüllzeit der linken Herzkammer in den Arterien entsteht

Blutdruckamplitude
- Differenz zwischen systolischem und diastolischem Blutdruck

> **Frage 102**
> **Nennen Sie physiologische Faktoren, die den Blutdruck beeinflussen:**

- Alter
- Anstrengung, Ruhe, Schlaf
- Erregung, Wut, Angst
- Körperlage (liegen, sitzen, stehen)
- Koffeinzufuhr

Frage 103
Nennen Sie die Blutdrucknormalwerte nach Riva-Rocci (gemessen an der Armarterie beim liegenden Menschen:

- 30 - 40 Jahre : RR ~ 125/85 mmHg
- 40 - 60 Jahre : RR ~ 135/90 mmHg
- über 60 Jahre : RR ~ 150/95 mmHg

Frage 104
Erklären Sie die Begriffe Hypertonie, blasser Bluthochdruck, roter Bluthochdruck und Hypotonie:

Hypertonie
- arterieller Bluthochdruck
- systolische Blutdruckwerte über RR 150 mmHg

blasser Bluthochdruck
- Bluthochdruck mit Blässe des Gesichtes (bei Nierenkranken)

roter Bluthochdruck
- Bluthochdruck mit guter Hautdurchblutung

Hypotonie
- niedriger arterieller Blutdruck
- systolische Blutdruckwerte und RR 100 mmHg

Frage 105
Nennen Sie Ursachen und Symptome der orthostatischen und symptomatischen Hypotonie:

orthostatische Hypotonie
Ursachen
- Lageveränderungen (liegen, sitzen, stehen)
Symptome
- Tachykardie
- Schwindelgefühl

symptomatische Hypotonie
Ursachen
- Schock / Blutverlust
- dekompensierte Herzinsuffizienz

Symptome
- Tachykardie
- kleine Blutdruckamplitude
- kalter Schweiß
- Blässe oder evtl. Zyanose
- kalte Haut
- Schwindelgefühl, Müdigkeit

Frage 106
Nennen Sie Fehlerquellen, die beim Blutdruckmessen auftreten können:

- Patient hat sich vorher angestrengt oder aufgeregt
- Blutdruckmanschette ist nicht richtig angelegt (Kleidungsstücke beengen, Manschette nicht faltenfrei)
- falsche Manschettenbreite (1/3 des Oberarmes)
- Druck der Manschette ist nicht ausreichend
- zu lange Stauzeit
- Manschettendruck zu rasch verringert
- Stethoskop liegt nicht richtig auf der Arterie
- Oliven des Stethoskops liegen nicht richtig im Gehörgang
- Arm liegt nicht in Herzhöhe

Frage 107
Die typischen Schocksymptome sind:

1) Blässe
2) Bradykardie
3) Tachykardie
4) Fieber
5) Hypotonie
6) kalter, klebriger Schweiß
7) Hypertonie

O A 1+3+5+6   O B 1+2+5+7   O C 1+3+4+5   O D 1+2+4   O E 3+4+7

---

107 = A

Beobachtung/Blutdruck

Frage 108
Das Fremdwort für einen hohen Blutdruck heißt:

O A) Hypotonie
O B) Hypertonie
O C) Tachykardie
O D) Bradykardie
O E) Normotonie

Frage 109
Worüber gibt die Meßmethode nach Riva-Rocci Auskunft:

O A) über den Kapillardruck
O B) über den Blutdruck in den großen Venen
O C) über den Sauerstoffdruck in den großen Arterien
O D) über den arteriellen Blutdruck

Frage 110
Koordinieren Sie Begriffe und Definitionen:

Liste 1
a) Druckmaximum, das während der Austreibungsphase der linken Herzkammer im arteriellen System entsteht
b) Druckminimum, das während der Erschlaffungs- und Auffüllzeit der linken Herzkammer im arteriellen System entsteht

Liste 2
1) systolischer Blutdruck
2) diastolischer Blutdruck

O A = 1a, 2b   O B = 1b, 2a

Frage 111
Die Differenz zwischen systolischem und diastolischem Blutdruck nennt man:

O A) Blutdruckdifferenz
O B) Blutdruckamplitude
O C) Venendruck

---

108 = B   109 = D   110 = A   111 = B

Atmung, Husten, Sputum

Frage 112
Erklären Sie die Steuermechanismen der Atmung:

- die Atmung erfolgt unwillkürlich, kann jedoch willkürlich beeinflußt werden
- die rhythmische Steuerung der Atmung erfolgt durch das Atemzentrum im verlängerten Rückenmark
- Steuerung der Atmung ist abhängig von neuralen und chemischen Reizen
  neurale Reize = Lungenvagus, Trigeminus, Hautnerven
  chemische Reize = Sauerstoffpartialdruck, Kohlendioxidpartialdruck, Wasserstoffionenkonzentration (pH-Wert)
- Kohlendioxidpartialdruck und Wasserstoffionenkonzentration des Blutes beeinflussen das Atemzentrum am stärksten

Frage 113
Was verstehen Sie unter innerer und äußerer Atmung:

äußere Atmung
- Einatmung (Inspiration) durch Muskelkontraktion der Zwischenrippenmuskeln, des Zwerchfells und der Bauchmuskulatur
- Gasaustausch in den Lungenbläschen (Sauerstoff-Aufnahme und Kohlendioxid-Abgabe)
- Ausatmung (Exspiration) durch Kontraktion bzw. Dilatation der Zwischenrippenmuskulatur und Erschlaffung des Zwerchfells

innere Atmung
- Gasaustausch im Gewebe
- Zellatmung (Oxydationsvorgänge in der Zelle)

Frage 114
Nennen Sie die prozentuale Zusammensetzung der Ein- und Ausatmungsluft:

Einatmungsluft
- Stickstoff   78%
- Sauerstoff   21%
- Edelgase   1%
- Kohlendioxid   0,03%

Ausatmungsluft
- Stickstoff 78 %
- Sauerstoff 16%
- Edelgase 1%
- Kohlendioxid 4%

> **Frage 115**
> Wie hoch ist die normale Atemfrequenz (Atemzüge pro Minute) in Ruhe:

- 16 bis 20 Atemzüge/Minute

> **Frage 116**
> Nennen Sie physiologische und pathologische Atemfrequenzveränderungen und einige Beispiele für deren Ursachen:

Tachypnoe
- Erhöhung der Atemfrequenz
- Atembeschleunigung

physiologische Ursachen
- Anstrengung
- Erregung
- Schreck
- Freude

pathologische Ursachen
- Erkrankungen der Atemwege (Störungen der Ventilation und/oder Diffusion)
- Fieber
- Herzerkrankungen mit Störungen der Lungendurchblutung (Lungenödem)
- Blutverlust
- Schock

Hyperventilation
- übermäßige Steigerung der Atmung
- führt zur Krampfgefahr = Hyperventilationstetanie mit Pfötchenstellung

Ursachen
- Angst
- Nervosität
- Labilität

Bradypnoe
- verlangsamte Atmung

physiologische Ursachen
- Ruhe
- Schlaf
- Narkose
- als Nebenwirkung vieler Medikamente (siehe Medikamentenbeipackzettel)

pathologische Ursachen
- Gehirnerkrankungen (Hirndruckerhöhung)
- Bewußtlosigkeitszustände (Koma, Vergiftung)

Hypoventilation
- führt zur respiratorischen Übersäuerung des Körpers
- Verringerung des Atemzugvolumens

Ursachen
- Verstopfung der Atemwege (Emphysem, Aspiration, Asthma bronchiale)
- Einengungen der Atemwege (Empyem, Pneumothorax)
- Depression des Atemzentrums (Schlafmittelvergiftung, Schädel-Hirnverletzungen)
- Thoraxverletzungen (Rippenbruch, Bluterguß)
- Schmerzen (Schonatmung bei Pleuritis oder nach Operationen)
- Lähmungen (Muskeldystrophie)

Frage 117
Beschreiben Sie pathologische Atemtypen und deren Ursachen:

Kußmaulsche-Atmung
- Azidoseatmung
- langsame, große vertiefte, regelmäßige Atmung
- Ausatmungsluft riecht nach Azeton

Ursachen
- hochgradige Azidose (Übersäuerung) z.B. bei urämischem- oder diabetischem Koma
- der Körper versucht, die Übersäuerung (metabolische Azidose) durch vermehrtes Abatmen von Kohlendioxid zu reduzieren

Cheyne-Stokessche-Atmung
- Agonie-Atmung (Final-Atmung)
- an- und abschwellende Atmung mit langen Atempausen
- Nachlassen der Erregbarkeit des Atemzentrums durch den physiologischen Kohlensäurereiz

Ursachen
- chronischer Sauerstoffmangel
- Erweichungsherde im Atemzentrum
- Vergiftung (Morphin-Vergiftung, Urämie und bei Sterbenden)

Schnappatmung
- extreme Form der Cheyne-Stokesschen-Atmung
- durch Zwerchfellkontraktionen kommt es zu kurzen tiefen Einatmungszügen, gefolgt von einer keuchenden, verlängerten Ausatmung

Ursachen
- kurz vor dem Tode auftretend (schwerste Schädigung des Atemzentrums)

Biotsche-Atmung
- meningitische Atmung
- große, tiefe, stoßweise Atmung, unterbrochen durch lange Atempausen

Ursachen
- erhöhter Hirndruck bei Hirntumoren, Schädelverletzungen, Hirnhautentzündung

---

Frage 118
Erklären Sie den Begriff Dyspnoe, Arbeitsdyspnoe, Ruhedyspnoe, Orthopnoe und Apnoe:

Dyspnoe
- subjektive Atemnot mit Beklemmungsgefühl, Lufthunger, Unruhe, erschwerter Atmung und Kurzatmigkeit

Arbeitsdyspnoe
- Atemnot tritt nur bei Anstrengung auf und verschwindet in Ruhe

Ruhedyspnoe
- Atemnot ist auch im Ruhezustand vorhanden

Orthopnoe
- höchste Atmenot
- Atemnot ist nur in aufrechter Haltung und unter Inanspruchnahme der Atemhilfsmuskulatur zu ertragen

Apnoe
- Atemstillstand
- Atemlähmung

Frage 119
Beschreiben Sie die einzelnen Dyspnoeformen, und nennen Sie jeweils einige auslösende Ursachen:

inspiratorische Dyspnoe
- stark erschwerte, verlängerte Einatmung mit z.T. langgezogenem, pfeifendem Einatmungsgeräusch (Stridor) und verkürzter Ausatmung

Ursachen
- Stenosen der oberen Atemwege (Struma)
- Fremdkörperaspiration

exspiratorische Dyspnoe
- stark erschwerte, verlängerte Ausatmung mit verkürzter Einatmung (evtl. mit ziehendem Ausatmungsgeräusch)

Ursachen
- Asthma bronchiale
- Bronchitis
- Lungenemphysem

kardiale Dyspnoe
- durch Herzerkrankungen bedingte Atemnot

Ursachen
- Linksherzinsuffizienz
- Asthma cardiale
- Lungenödem

Frage 120
Nennen Sie die Symptome einer Dyspnoe:

- Unruhe
- Erstickungsangst
- ängstlicher Gesichtsausdruck
- Mitbeteiligung der Atemhilfsmuskulatur (Hals-, Brust-, Rücken-, Schulter- und Bauchmuskulatur)
- Patient hält den Oberkörper erhöht
- Atemgeräusch (Stridor) bei der Ein- oder Ausatmung
- Lippenzyanose
- Fingernagelzyanose
- Gesichtszyanose
- Tachykardie

Beobachtung/Atmung

> **Frage 121**
> **Nennen Sie verschiedene Hustenarten und deren Ursachen:**

trockener Husten
- Husten ohne Auswurf (Sputum)

Ursachen
- Reizhusten (Nikotin)
- Verlegenheitshusten (psychische Ursachen)
- Kehlkopferkrankungen
- akute Bronchitis
- Bronchialkarzinom
- Fremdkörperaspiration
- Entzündung der Luftröhre
- Lungeninfarkt
- Pleuritis
- akute Linksherzinsuffizienz

produktiver Husten
- Husten mit Auswurf

Ursachen
- chronische Bronchitis
- chronische Lungenstauung
- Emphysembronchitis
- Lungenentzündung
- Lungentumoren
- Lungenembolie

> **Frage 122**
> **Nennen Sie typische Sputumarten und deren Ursachen:**

schleimiges Sputum
- Bronchitis

eitriges Sputum
- Durchbruch von Abszessen

dünnflüssig-schaumiges Sputum
- Lungenödem

glasig-fadenziehendes Sputum
- Asthma bronchiale

schleimig-eitriges Sputum (dreischichtig)
- Bronchiektasen (große Auswurfmenge am Morgen)

blutiges Sputum (Hämoptoe)
- Lungenembolie
- Bronchialkarzinom
- Lungenabszeß
- Fremdkörperaspiration
- Blutgerinnungsstörungen

rostbraunes Sputum
- Pneumonie
- Lungentumoren
- Lungeninfarkt

übelriechendes Sputum
- Lungenabszeß
- Lungengangrän

Frage 123
Wann können Sie einen blutigen Auswurf beobachten:

1) beim Lungeninfarkt
2) beim Bronchialkarzinom
3) bei einer Rechtsherzinsuffizienz

O A 1+3   O B 1+2+3   O C 2+3   O D 1+2

Frage 124
Verlauf der Cheyne-Stokesschen-Atmung:

O A) regelmäßig, vertieft und beschleunigt
O B) an- und abschwellend mit Pausen
O C) gleichmäßig und flach mit Pausen
O D) Schnappatmung mit Pausen

---

123 = D   124 = B

Beobachtung/Atmung

Frage 125
Was ist für das Asthma bronchiale charakteristisch:

O A) eine verkürzte Ausatmungsphase bei erschwerter Einatmung
O B) eine verlängerte Einatmungsphase mit Einatmungsgeräusch
O C) eine verlängerte und erschwerte Ausatmungsphase
O D) die sogenannte "große und tiefe" Atmung (Kußmaul-Atmung)

Frage 126
Was versteht man unter dem "Kußmaulschen Atemtypus:

O A) eine tiefe Ein- und Ausatmung mit langen Pausen
O B) einen normalen Atemtypus
O C) eine oberflächliche Atmung
O D) eine tiefe Ein- und Ausatmung ohne Pause

Frage 127
Azetongeruch im Atem des Patienten ist hinweisend auf:

1) einen Hungerzustand
2) einen Fäulnisvorgang im Darm
3) ein hypoglykämisches Koma
4) ein hyperglykämisches Koma

O A 1+3   O B 2+3   O C 2+3+4   O D 2+4   O E 1+4

Frage 128
Wie zählen Sie die Atemfrequenz bei einem Patienten:

1) bei Bewußtlosen die Hand auf das Brustbein legen und die Hebung des Brustkorbes eine Minute auszählen
2) den Puls zählen und durch 4 dividieren
3) bei wachen Patienten scheinbar den Puls zählen, jedoch eine Minute die Atemzüge zählen
4) bei Bewußtlosen eine Hand flach auf die Magengrube, die andere Hand seitlich an den Rippenbogen legen und die Atemzüge 1 Min. auszählen

O A 2   O B 1+3   O C 3+4   O D 2+4   O E 1

---

125 = C   126 = D   127 = E   128 C

Frage 129
Die normale Atemfrequenz beträgt:

O A) 32 - 40
O B) 60 - 80
O C) 16 - 20

Frage 130
Der Atemtyp bei diabetischem Koma entspricht der:

O A) Cheyne-Stokes-Atmung
O B) Kußmaul-Atmung
O C) Biot-Atmung

Frage 131
Atemnot wird bezeichnet als:

O A) Apnoe
O B) Dyspnoe
O C) Stridor

Frage 132
Zusammensetzung der Ein- und Ausatmungsluft:

Liste 1
a) Einatmungsluft
b) Ausatmungsluft

Liste 2
1) Stickstoff   78%
2) Sauerstoff   21%
3) Sauerstoff   16%
4) Edelgase   1%
5) Kohlendioxid 0,03%
6) Kohlendioxid 4%

O A = a = 1+2+4+5   O B = a = 1+3+4+6
    b = 1+3+4+6   b = 1+2+4+5

| 129 C | 130 B | 131 = B | 132 = A |

Beobachtung/Atmung

Frage 133
Ordnen Sie Beschreibungen und Begriffe richtig zu:

Liste 1
1) verlangsamte Atemfrequenz
2) subjektive Atemnot mit Beklemmungsgefühl, Lufthunger, Unruhe, erschwerte Atmung und Kurzatmigkeit
3) beschleunigte Atemfrequenz
4) übermäßige Steigerung der Atmung (führt zur Hypokapnie durch übermäßiges Abatmen von Kohlendioxid)
5) Atmung unter Zuhilfenahme der Atemhilfsmuskulatur

Liste 2
a) Hyperventilation
b) Bradypnoe
c) Tachypnoe
d) Dyspnoe
e) Auxiliaratmung

O A = a4, b1, c3, d2, e5   O B = a1, b2, c3, d4, e5   O C = a1, b2, c4, d5, e3

Frage 134
Ordnen Sie die Aussagen dem jeweiligen Atemtyp zu:

Liste 1
1) große, tiefe, stoßweise Atmung, unterbrochen durch lange Atempausen
2) langsame, große, vertiefte, regelmäßige Atmung
3) an- und abschwellende Atmung mit Atempause
4) Körper versucht eine Übersäuerung durch vermehrtes Abatmen von Kohlendioxid zu reduzieren (urämisches- oder diabetisches Koma)
5) entsteht bei schweren Schädigungen des Atemzentrums z.B. durch chronischen Sauerstoffmangel
6) meningitische Atmung z.B. bei Meningitis, Hirntumor, Hirndruck

Liste 2
a) Kußmaul-Atmung
b) Cheyne-Stokes-Atmung
c) Biot-Atmung

O A = a2,4 b3,5 c1,6   O B = a1,6 b2,4 c3,5   O C = a3,5 b1,6 c2,4

---

133 = A   134 = A

Frage 135
Ordnen Sie der typischen Sputumbeschaffenheit die verursachenden Erkrankungen zu:

Liste 1
1) Bronchiektasen, chronisch eitrige Bronchitis
2) Asthma bronchiale
3) Lungenödem
4) Lungeninfarkt, Bronchialkarzinom, Tuberkulose

Liste 2
a) schleimig-eitriges Sputum
b) glasig-fadenziehendes Sputum
c) serös, ganz dünnflüssiges, stark schaumiges Sputum
d) blutiges Sputum

O A = a1, b2, c3, d4   O B = a2, b3, c1, d4   O C = a1, b3, c2, d4

Frage 136
Ursachen des trockenen und produktiven Hustens:

Liste 1
1) Kehlkopferkrankungen
2) Luftröhrenentzündung
3) Bronchiektasen
4) Nikotinabusus
5) Fremdkörperaspiration
6) Keuchhusten
7) Pneumonie
8) Tuberkulose

Liste 2
a) Husten ohne Auswurf (trocken)
b) Husten mit Auswurf (produktiv)

O A = a1,2,4,5;   b3,6,7,8
O B = a1,3,5,7;   b2,4,6,8
O C = a2,4,6,8;   b1,4,3,5,7

135 = A   136 = A

Körpertemperatur

> **Frage 137**
> **Nennen Sie die Temperaturstufen bei axillarer Messung:**

- Untertemperatur   unter 36,0° C
- normale Temperatur   36,0 - 37,0° C
- subfebrile Temperatur   37,1 - 38,0° C
- mäßiges Fieber   38,0 - 38,5° C
- hohes Fieber   38,5 - 40,5° C
- hyperpyretische Temperatur über 40,5° C

> **Frage 138**
> **Erklären Sie körperliche Möglichkeiten der Wärmeregulation:**

Wärmebildung
- durch Steigerung der Stoffwechselvorgänge (vermehrte Verbrennung)
- Muskeltonuserhöhung (Muskelzittern)

Reduzierung der Wärmeabgabe
- Drosselung der Hautdurchblutung
- periphere Gefäßengstellung

Reduzierung der Wärmebildung
- durch Reduzierung der Stoffwechselvorgänge (geringere Verbrennung)
- Muskelruhigstellung

Wärmeabgabe
- gesteigerte Hautdurchblutung
- vermehrte Schweißproduktion
- gesteigerte Atmung

> **Frage 139**
> **Nennen Sie Ursachen der Hyperthermie und Hypothermie:**

Hyperthermie
- hohes Fieber (über 38,5° C)
Ursachen
- Störungen der Wärmeabgabe (hohe Umgebungstemperatur, hohe Luftfeuchtigkeit, Flüssigkeitsmangel

- Verletzungen des Temperaturzentrums
- Reizung oder Schädigung des Temperaturzentrums (fiebererzeugende Stoffe)

Hypothermie
- Untertemperatur (unter 36° C)

Ursachen
- Auskühlung (mangelhafte Bekleidung, sehr niedrige Außentemperaturen)
- Verletzungen des Temperaturzentrums (Schädel-Hirn-Traumen)
- Schädigungen des Temperaturzentrums (Vergiftungen, Tumoren)
- Schock, Kollaps

Frage 140
Zählen Sie die objektiven und subjektiven Fieberzeichen auf:

---

objektive Fieberzeichen
- Temperaturerhöhung
- Tachykardie (8 Schläge/Min. pro 1° C Temperaturerhöhung)
- Tachypnoe (oberflächliche Atmung)
- Schüttelfrost
- zittern
- schwitzen
- trockene belegte Zunge
- Obstipation
- Oligurie
- allgemeine Unruhe
- Schlaflosigkeit
- Fieberdelirium (Bewußtseinstrübung, motorische Unruhe, ängstliche Erregung, Sinnestäuschungen)

subjektive Fieberzeichen
- wechselndes Hitze- und Kältegefühl
- Durst
- Appetitlosigkeit
- Kopfschmerzen
- Gliederschmerzen
- Müdigkeit
- Schwäche
- Lichtempfindlichkeit der Augen

Beobachtung/Körpertemperatur

> **Frage 141**
> **Welche Möglichkeiten kennen Sie, um die Körpertemperatur zu beeinflussen:**

Möglichkeiten der Körpertemperatursenkung
allgemeine Maßnahmen
- Reduzierung der Kleidung
- Bettdecke durch Bettuch ersetzen
- Reduzierung der Umgebungstemperatur (Fenster öffnen, Ventilator)

physikalische Maßnahmen
- feuchtkühle Wadenwickel
- kühle Abwaschungen
- Anfeuchten der Umgebungsluft
- Abkühlungsbad

medikamentöse Maßnahmen
- fiebersenkende Tees (Stechpalmen, Lindenblüten)
- Antipyretika (Treupel, Chinin)
- Sulfonamide, Antibiotika

Möglichkeiten der Temperaturerhöhung
- körperliche Betätigung
- warme Bekleidung
- Erhöhung der Umgebungstemperatur (Klimazelt)
- Wärmezufuhr (heißer Tee, Wärmflasche, heiße Bäder)

> **Frage 142**
> **Nennen Sie die Möglichkeiten der Temperaturmessungen (Meßort, Meßdauer, Normal-Meßwert, Durchführung, Vorteile, Nachteile, Fehlerquellen:**

axillare Temperaturmessung
- Messung in der Achselhöhle

Meßdauer
- 8 - 10 Minuten

Meßwert (normal)
- 36 - 37° Celsius

Durchführung
- Maximalthermometer in die trockene, entzündungsfreie Achselhöhle einlegen

Vorteile
- hygienisch
- angenehm

Nachteile
- lange Meßzeit

Fehlerquellen
- Quecksilberfaden nicht vollständig im Depot
- Entzündung in der Achselhöhle
- Achselhöhle nicht ausgetrocknet
- Kleidungsstücke zwischen Thermometer und Haut
- Meßdauer zu kurz

rektale Temperaturmessung
- Temperaturmessung im Enddarm

Meßdauer
- 2 - 4 Minuten

Meßwert
- 0,5° C höher als bei der axillaren Messung

Durchführung
- Thermometer in Schutzhülle stecken (Steritemp)
- Spitze leicht anfeuchten (Gleitfähigkeit)
- Patient in Bauch- oder Seitenlage bringen
- Maximalthermometer unter leichten Drehbewegungen 2 - 3 cm tief in den Mastdarm einführen
- Pflegeperson bleibt präsent und hält bei unruhigen Patienten das Thermometer fest

Vorteile
- kurze Meßzeit, sichere Meßergebnisse
- frühzeitige Erfassung von Entzündungen im Unterbauch (bei gleichzeitiger rektaler und axillarer Messung liegt die rektale Temperatur um mehr als 0,5° C über der axillaren Temperatur)

Nachteile
- unangenehm für den Patienten (Intimsphäre)
- Gefahr der Keimverschleppung
- Patienten dürfen nicht alleingelassen werden (Verletzungsgefahr)

Fehlerquellen
- Quecksilberfaden nicht vollständig im Depot
- Zäpfchenrückstände im Enddarm (verändern das Meßergebnis)
- Meßdauer unterschritten

orale Temperaturmessung (sublinguale Messung)
- Temperaturmessung im Mund (oral)
- Temperaturmessung unter der Zunge (sublingual)

Meßdauer
- 5 - 6 Minuten

Meßwert
- 0,3° C höher als bei der axillaren Messung

Durchführung
- Thermometerspitze unter die Zunge legen
- während der Meßzeit Mund geschlossen halten (Nasenatmung)

Vorteile
- einfach
- schnell

Nachteile
- nicht geeignet für unruhige und desorientierte Patienten
- nicht anzuwenden bei Patienten mit Atemnot, Hustenreiz und Munderkrankungen

Fehlerquellen
- Quecksilberfaden nicht vollständig im Depot
- Patient atmet mit offenem Mund
- Entzündungen in der Mundhöhle
- Nahrungsaufnahme (kalt, heiß) unmittelbar vor der Temperaturmessung
- Meßdauer unterschritten

Frage 143
Definieren Sie die Begriffe Hyperhidrosis und Hypohidrosis, und geben Sie einige Ursachen an:

Hyperhidrosis
- vermehrte Schweißabsonderung

physiologische Ursachen
- erhöhte Außentemperatur
- starke körperliche Belastung
- Nervosität (vegetative Funktionsstörungen)
- physikalische Wärmezufuhr
- Medikamentenwirkung (Nikotinsäure, Salicylsäure)

pathologische Ursachen
- Fieber (absinkende Phase)
- Schilddrüsenüberfunktion
- Fehlregulationen des Zentralnervensystems
- Schwächezustände (Kollaps)

Hypohidrosis
- verminderte Schweißabsonderung (führt zur Wärmestauung)

Ursachen
- sehr hohe Luftfeuchtigkeit
- nach Atropinapplikation

Frage 144
Kalter, klebriger Schweiß:

O A) ist typisch bei raschem Fieberabfall
O B) kann auf vegetative Störungen oder Schock hinweisen
O C) ist meistens über den ganzen Körper verteilt
O D) ist normal bei hohen Außentemperaturen

Frage 145
Unter subfebriler Temperatur versteht man:

1) eine Temperatur: 37,1° bis 37,5° C axillar gemessen
2) eine Temperatur: 37,5° bis 38,0° C rektal gemessen
3) eine Temperatur: 36,1° bis 37,0° C rektal gemessen
4) eine Temperatur: unter 36,0° C rektal gemessen
5) ein künstlich erzeugtes Fieber
6) eine künstlich erzeugte Unterkühlung

O A 2+5   O B 1+6   O C 1+2   O D 4+6   O E 1+3

Frage 146
Ordnen Sie die Aussagen den Fiebertypen zu:

Liste 1
1) Tagesschwankungen über 2° C
2) Tagesschwankungen bis 2° C
3) Tagesschwankungen maximal 1° C

Liste 2
a) kontinuierliches Fieber
b) remittierendes Fieber
c) intermittierendes Fieber

O A = a1, b2, c3   O B = a2, b3, c1   O C = a1, b3, c2   O D = a3, b2, c1

| 144 = B | 145 = C | 146 = D |

Beobachtung/Körpertemperatur

Frage 147
Der Schüttelfrost:

1) ist ein Zeichen für einen plötzlichen Fieberanstieg
2) ist ein Zeichen für einen kritischen Fieberabfall
3) tritt oft im Zusammenhang mit septischen Temperaturen auf
4) ist ein Begleitsymptom des Druckpulses

O A 2+3   O B 1+3   O C 2+4   O D 1+3+4   O E 1+4

Frage 148
Ordnen Sie die Fieberzeichen zu:

Liste 1
1) Durst, Appetitlosigkeit
2) Kopfschmerzen, Gliederschmerzen
3) Temperaturerhöhung
4) frösteln
5) Tachykardie, Tachypnoe
6) Oligurie

Liste 2
a) subjektive Fieberzeichen
b) objektive Fieberzeichen

O A = a1,2,4; b3,5,6   O B = a3,5,6; b1,2,4   O C = a2,3,4; b1,5,6

Frage 149
Welche Aussagen zum Maximalthermometer sind richtig:

1) Einteilung in Zehntelgrade von 35° - 42° C
2) Ablesung auch nach Beendigung des Meßvorgangs möglich
3) nach vollendetem Meßvorgang reißt der Quecksilberfaden ab
4) vor jeder neuen Messung muß das Quecksilber in das Quecksilberdepot zurückgeschlagen werden

O A 1+2   O B 2+3   O C 1+4   O D 2+4   O E 1+2+3+4

---

147 = B   148 = A   149 = E

Urin

> **Frage 150**
> **Zählen Sie die Hauptaufgaben der Nieren auf:**

- Ausscheidung von Wasser
- Ausscheidung von Stoffwechselprodukten (Harnstoff, Harnsäure, Kreatinin)
- Regulierung des Säure-Basengleichgewichts im Blut (Ausscheidung überschüssiger alkalischer und saurer Substanzen)
- Regulierung des Wasser- und Elektrolythaushaltes
- Aufrechterhaltung des osmotischen Drucks durch Regulierung der Natrium-, Kalium-, Chlorid-, Kalzium- und Phosphatausscheidung
- Ausscheidung von toxischen Substanzen
- Ausscheidung von Medikamenten

> **Frage 151**
> **Nennen Sie die normale Harnzusammensetzung:**

- Wasser (95%)
- stickstoffhaltige Schlacken (Harnstoff, Harnsäure, Kreatinin)
- organische und anorganische Stoffe (Kochsalz, Phosphorsäure, Schwefelsäure, Ammonium, Kalzium, Magnesium, Zitronensäure, Oxalsäure)
- Farbstoffe (Urobilinogen, Urobilin)
- Hormone
- Vitamine

> **Frage 152**
> **Stellen Sie eine Flüssigkeitsbilanz für 24 Stunden auf:**

Wasseraufnahme in 24 Stunden
- Getränke   ca. 1300 ml
- Speisen   ca. 900 ml
- Oxydationswasser   ca. 300 ml

Wasserabgabe in 24 Stunden
Harn   ca. 1500 ml
Schweiß   ca. 450 ml
Atmung   ca. 450 ml
Kot   ca. 100 ml

Frage 153
Machen Sie Angaben zur normalen Harnfarbe, Harnkonzentration und Harnreaktion:

Harnfarbe
- hellgelb bis dunkelgelb, durchsichtig, klar
- wasserhell bei reichlicher Flüssigkeitszufuhr
- dunkelgelb bis bräunlich bei reduzierter Flüssigkeitszufuhr oder nach starkem Schwitzen
- undurchsichtig und trüb nach längerem Stehenlassen des Urins

Harnkonzentration
- spezifisches Gewicht schwankt normalerweise zwischen 1012 und 1030

Harnreaktion
- normal = schwach sauer (pH 6)
- bei vegetarischer Kost = alkalisch (pH bis 7,2)
- bei eiweißreicher Kost = sauer (pH bis 4,8)

Frage 154
Nennen Sie Beispiele für Abweichungen von der normalen 24 Stunden-Urinmenge:

Oligurie
- verminderte Urinausscheidung (unter 500 ml/24 Std.)

Ursachen
- verminderte Flüssigkeitsaufnahme
- stark vermehrte Transpiration
- Erbrechen
- Durchfälle
- Blutverlust
- Schock
- Herzinsuffizienz

Polyurie
- vermehrte Urinausscheidung

Ursachen
- vermehrte Flüssigkeitsaufnahme
- Abusus von Diuretika
- Diabetes mellitus

Nykturie
- vermehrte nächtliche Urinausscheidung
Ursachen
- übermäßige Flüssigkeitsaufnahme am Abend
- Herzinsuffizienz

Anurie
- fehlende Harnproduktion
Ursachen
- Schock
- Harnverhaltung (Steine, Tumoren, Stenosen)

> **Frage 155**
> **Zählen Sie Miktionsstörungen auf, und nennen Sie deren Ursachen:**

Pollakisurie
- häufiger Harndrang
- gehäufte Blasenentleerungen mit kleinen Harnportionen
- entzündliche, nervöse, hormonelle oder organische Entleerungsstörungen
Ursachen
- Blasenentzündung
- Blasensteine
- Harnröhrenentzündung
- Reizblase
- Überlaufblase (Prostatavergrößerungen)

Algurie
- schmerzhafte Harnentleerung
Ursachen
- Blasenentzündung
- Blasensteine
- Harnröhrenentzündung

Dysurie (Strangurie)
- schmerzhafter Harndrang
Ursachen
- Blasenhalsentzündung
- Harnröhrenentzündung

Harnverhaltung (Retention)
- Harn kann nicht aus der Blase entleert werden
  (komplette Harnverhaltung)

- Harn kann nicht vollständig aus der Blase entleert werden
  (inkomplette Harnverhaltung)

Ursachen
- Blasensteine
- Blasentumoren
- Prostatatumoren
- Harnröhrenverengungen
- Phimose
- Paraphimose
- psychische Störungen (Angst, Schamgefühl, ungewohnte Lage oder Umgebung)
- Verkrampfung des inneren Blasenschließmuskels

Inkontinenz
- Unvermögen, den Harn willkürlich zurückzuhalten
- unwillkürlicher Harndrang
- die Blasenentleerung erfolgt unwillkürlich, reizlos und schmerzlos

Ursachen
- Harnwegsentzündung
- Reizblase
- Bindegewebsschwäche (Urinabgang beim Niesen, Husten, Heben)
- Lähmungen oder zerebrale Störungen

Frage 156
Zählen Sie häufig vorkommende Farbveränderungen des Urins und deren Ursachen auf:

Phosphaturie
- milchig homogene Trübung
- entsteht durch Ausfall von Kalzium- und Magnesiumphosphaten

Ursachen
- längeres Stehenlassen des Urins
- alkalische Kost
- Hungerzustände

Hämaturie
- rötlich bis fleischfarbig getrübter Urin durch Beimengung unzerstörter Erythrozyten
- reine Blutfarbe bei starken Blutungen

Ursachen
- Nieren- und Harnleitersteine
- Tumoren der ableitenden Harnwege und hämorrhagische Diathese

Bilirubinurie
- bierbrauner Urin mit gelbem Schüttelschaum durch Bilirubinbeimengungen

Ursachen
- Hepatitis
- Leberzirrhose
- Gallensteine

> **Frage 157**
> **Nennen Sie Veränderungen des Harngeruchs:**

stechender Uringeruch
- durch Zerfall von Ammoniak

Ursachen
- längerstehender Urin
- Inkontinenz
- Stauungszustände in der Blase

faulig-übelriechender Urin
Ursachen
- Entzündungen oder Tumoren der ableitenden Harnwege

obstartiger Geruch
- durch Azeton im Urin (Ketonurie)

Ursachen
- Diabetes mellitus
- langanhaltendes Erbrechen
- Hungerzustände

> **Frage 158**
> **Nennen Sie Möglichkeiten der Harngewinnung für Laboruntersuchungen:**

Strahlurin
- Reinigung und Desinfektion der äußeren Harnröhrenmündung
- Auffangen des spontan gelassenen Harns im sauberen Gefäß
  (für bakteriologische Untersuchungen im sterilen Gefäß)

Mittelstrahlurin
- Reinigung und Desinfektion der äußeren Harnröhrenmündung
- Auffangen des Harns aus der Mitte des Miktionsvorganges im sterilen Gefäß

Morgenurin
- erste Blasenentleerung am Morgen
- Gewinnung wie Strahlurin

konzentrierter Morgenurin
- Morgenurin nach einer Durstperiode von 12 Stunden

Katheterurin
- für bakteriologische Untersuchungen
- Abnahme unter sterilen Bedingungen

Blasenpunktionsurin
- für bakteriologische Untersuchungen
- ärztliche Maßnahme

Frage 159
Frisch gelassener Urin reagiert normalerweise:

1) alkalisch
2) pH 4,5 - 7
3) schwach sauer
4) pH 7 - 11

O A 1+2   O B 2+3   O C 1+4   O D 3+4

Frage 160
Azeton kann im Urin auftreten bei:

1) übergroßem Kohlenhydratangebot
2) zu reichlicher Fettzufuhr
3) anhaltendem Erbrechen
4) Insulinmangel

O A 3+4   O B 1+4   O C 2+4   O D 1+2+3   O E 2+3+4

---

159 = B   160 = A

Frage 161
Anurie:

O A) ist ein Versagen der Harnproduktion
O B) ist eine Urinausscheidungsstörung durch die Blase
O C) liegt vor bei Abnahme der Harnmenge unter 800 ml in 24 Std.

Frage 162
Welche Stoffe sind im Urin pathologisch:

1) Kreatinin
2) Zucker
3) Eiweiß
4) Salze
5) Urobilinogen

O A 1+2   O B 2+3+4   O C 3+4+5   O D 2+3   O E 1+4+5

Frage 163
Wann kann eine Harnverhaltung auftreten:

O A) bei chronischen und akuten Nierenerkrankungen
O B) beim Schock
O C) bei Abflußbehinderungen aus der Blase
O D) bei einseitigem Nierenversagen

Frage 164
Die normale Urinausscheidung in 24 Stunden beträgt:

O A) 1500 ml
O B) 120 ml
O C) 400 ml
O D) 3500 ml
O E) 600 ml
O F) 150 ml

---

161 = A   162 = D   163 = C   164 = A

Stuhl

> **Frage 165**
> **Nennen Sie die physiologischen Stuhlbestandteile:**

- unverdaute Nahrungsbestandteile (Zellulose, Pektin)
- Verdauungssäfte (Fermente, Schleim Gallenfarbstoffe)
- abgestoßene Schleimhautepithelien
- Leukozyten
- Mineralstoffe (Eisen, Blei, Kupfer, Magnesium)
- Kolibakterien
- Wasser (ca. 70 - 80%)

> **Frage 166**
> **Nennen Sie Ursachen für physiologische Stuhlfarbveränderungen:**

dunkelbraun
- Sterkobilinogenausscheidung

braunschwarz
- Fleisch
- Rotwein
- Tierkohle
- Spinat
- Blaubeeren

schwarz
- schwefeleisenhaltige Medikamente
- schwefelwismuthaltige Medikamente

grünbraun
- chlorophyllreiche Kost

rotbraun
- Rote Beete

gelbbraun
- Eier
- stärkereiche Kost (Brot, Kartoffeln, Nudeln)

gelbweiß
- überwiegende Milchdiät

weiß
- Kontrastmittelbrei

Frage 167
Nennen Sie Ursachen für pathologische Konsistenz- und Farbveränderungen des Stuhls:

dünnflüssig, breiig, wässrig
Ursache
- Diarrhoe

dünnflüssig, breiig, schaumig
Ursache
- Gärungsdyspepsie

fest, hart, knorrig, bröckelig, knollig
Ursache
- Obstipation

Salbenstuhl
Ursache
- Fettresorptionsstörungen

bleistiftförmig, bandartig
Ursachen
- Tumoren im Enddarm
- Stenosen oder Strikturen im Enddarm

grau, lehmfarben (acholisch)
Ursachen
- akute Leberentzündung
- Leberzirrhose
- mechanischer Ikterus (Steinverschluß)

rotbraun, marmoriert
Ursachen
- Blutungen im oberen und unteren Dickdarmbereich

rote, hellblutige Stuhlauflage
Ursachen
- Blutungen im Enddarm
- Hämorrhoiden

schwarzer Stuhl (Teerstuhl, Melaena)
Ursachen
- Blutungen im oberen Verdauungstrakt (Magen, Zwölffingerdarm)

> **Frage 168**
> **Nennen Sie Ursachen und Symptome der Darmentleerungsstörungen:**

akute Durchfälle (Diarrhoe)
Ursachen
- bakterielle Lebensmittelvergiftungen (Staphylokokken, Salmonellen)
- enterale Darminfektionen (Gastroenteritis, Typhus, Ruhr)
- virusbedingte Darminfektionen
- Allergien
- Alkoholabusus
- vegetative Darmstörungen
- Diätfehler

chronische Durchfälle (Diarrhoe)
Ursachen
- magenbedingte Ursachen (Magenresektionen, Vagotomie)
- intestinale Ursachen (Colitis ulcerosa, Verschlußikterus, Darminfektionen, Antibiotikabehandlung, Röntgenbestrahlung)
- Malabsorption (Dünndarmresektionen, Tumoren, Divertikulose)
Durchfallsymptome
- wässrige, helle Stühle
- häufige Defäkation
- krampfartige Darmentleerungen
- Austrocknung (Exsikkose)
- verminderte Urinausscheidung (Oligurie)
- belegte Zunge
- Appetitlosigkeit
- Abmagerung

akute Verstopfung (Ileus = Darmverschluß)
Ursachen
- mechanischer Ileus
- paralytischer Ileus
Symptome
- Kolikschmerzen
- Kollaps
- Erbrechen
- Stuhl- und Windverhaltung
- Meteorismus
- aufgetriebener Bauch
- Aufstoßen
- Stuhlerbrechen (Miserere)

chronische Verstopfung (Obstipation)
Ursachen
- Peristaltikstörungen (Ballaststoffmangel, mangelnde Bewegung, Mißbrauch von Abführmitteln)
- Hämorrhoiden
- Querschnittlähmung
- Medikamentenwirkung (Schmerzmittel, Opiate)

Verstopfungssymptome
- harter, trockener, dunkler Stuhl
- seltene Darmentleerung (eine Darmentleerung in 2 - 4 Tagen)
- Völlegefühl
- Appetitlosigkeit
- Unwohlsein
- schmerzhafte Darmentleerung (Tenesmus)

Frage 169
Beschreiben Sie die im Stuhl vorkommenden Eingeweidewürmer und die von ihnen verursachten Symptome:

Madenwürmer
- 2 - 10 mm lang
- fadenförmig

Symptome
- quälender Juckreiz am After
- Stuhldrang

Spulwürmer
- 15 - 25 cm lang
- regenwurmartig
- bleistiftdick

Symptome (nur bei Massenbefall)
- allergisch-toxische Reaktionen

Rinderbandwurm
- 4 - 10 m lang
- Kopf 1 - 2 mm lang
- Glieder 15 - 20 mm lang und kürbiskernförmig
- am Kopf vier Saugnäpfe

Symptome
- Magen-Darm-Störungen
- Heißhunger oder Appetitlosigkeit
- Übelkeit

- Aufstoßen
- Erbrechen
- Verstopfung oder Durchfall
- Abmagerung
- Blutbild - Eosinophilie

Schweinebandwurm
- 3 - 5 m lang
- Kopf 0,5 - 1 mm lang
- Glieder 10 - 16 mm lang und kürbiskernförmig
- am Kopf 4 Saugnäpfe und doppelter Hakenkranz

Symptome
- Magen-Darm-Störungen
- Heißhunger oder Appetitlosigkeit
- Übelkeit
- Aufstoßen
- Erbrechen
- Verstopfung oder Durchfall
- Abmagerung
- Blutbild - Eosinophilie

Frage 170
Blutungsquelle bei Teerstuhl:

O A) nur ein Magengeschwür
O B) Blutung aus dem Dickdarm
O C) Blutung aus dem Verdauungskanal oberhalb des Magens, im Magen oder im magennahen Dünndarm
O D) ausschließlich Blutungen bei einem Magenkarzinom

Frage 171
Was versteht man unter einer Obstipation:

O A) einen Bleistiftstuhl
O B) einen dünnen Stuhl
O C) eine Stuhlverstopfung
O D) eine Vitaminmangelerkrankung

170 = C	171 = C

Frage 172
Welche subjektiven Beschwerden schildert ein Patient mit einer Obstipation:

1) Halsschmerzen
2) Kopfschmerzen
3) Appetitlosigkeit
4) Heißhunger
5) Völlegefühl

O A 1+3+4   O B 2+4   O C 2+3+5   O D 1+3   O E 4+5

Frage 173
Wann befinden sich Frischblutbeimengungen im Stuhl:

1) bei einem Magengeschwür
2) bei einem Rektumkarzinom
3) bei der Leberzirrhose
4) bei einer Colitis ulcerosa

O A 2+4   O B 1+2   O C 2+3   O D 3+4   O E 1+3+4

Frage 174
Das Blut, das dem Stuhl aufliegt, stammt:

1) aus den Hämorrhoiden
2) aus der Speiseröhre
3) aus dem Magen
4) aus dem Zwölffingerdarm
5) aus dem Dickdarm-Rektum

O A 1+2+3   O B 2+3   O C 4+5   O D 1+3+5   O E 1+5

Frage 175
Lehmfarbener Stuhl wird beobachtet bei:

O A) dem Fehlen von Gallensaft
O B) dem Fehlen von Bauchspeicheldrüsensaft

---

172 = C   173 = A   174 = E   175 = A

Frage 176
Wie ist die Beschaffenheit des Stuhls bei der Verstopfung:

1) bandförmig oder bleistiftförmig
2) reiswasserähnlich
3) breiig
4) trocken, hart und knotig
5) kugelig, kleinbröcklig (schafkotähnlich)

O A 1+4   O B 4+5   O C 2+3   O D 2+4   O E 1+3

Frage 177
Ordnen Sie den Stuhlveränderungen ihre Ursache zu:

Liste 1
1) Hämorrhoiden, Tumoren im Rektum oder Analbereich
2) Diarrhoe
3) Verengungen im Enddarm
4) Blutungen im absteigenden Dickdarmbereich
5) akute Hepatitis, mechanischer Ikterus
6) Magengeschwüre, Zwölffingerdarmgeschwür, Magenkarzinom

Liste 2
a) dünnbreiiger Stuhl
b) bleistiftförmiger Stuhl
c) grau-lehmfarbener Stuhl
d) schwarzer Stuhl
e) rote, hellblutige Stuhlauflage
f) rotbraun marmorierter Stuhl

O A = a2, b3, c5, d6, e1, f4   O B = a2, b3, c1, d6, e5, f4

O C = a1, b4, c3, d5, e6, f2   O B = a5, b4, c6, d1, e3, f2

---

176 = B   177 = A

Erbrechen

> **Frage 178**
> **Durch welche Reize kann im Brechzentrum der Brechvorgang ausgelöst werden:**

peripherer Reiz
- Reizung der Rachen- und Magenschleimhaut (Racheninspektion, Magenschleimhautentzündung, unverträgliche Speisen)

psychischer Reiz
- Reizung über das Großhirn (Ekel, Aufregung)

zerebraler Reiz
- direkte Reizung des Brechzentrums (Hirndrucksteigerung, Bakteriengifte, Nahrungsmittelgifte)

medikamentöser Reiz
- durch Brechmittel (Emetika)

> **Frage 179**
> **Nennen Sie typische Veränderungen des Erbrochenen:**

unverdaute, nicht säuerlich riechende Speisen
Ursachen
- Mageneingangsverengung
- Speiseröhrendivertikel

alte Speisen vom Vortag
- angedaut, säuerlich
Ursachen
- Magenausgangsstenose
- Magenkrämpfe
- Ileus

Bluterbrechen (Hämatemesis)
- dunkelrot bis schwarzrot
Ursachen
- Ösophagusvarizenblutungen
- Magenblutungen

kaffeesatzähnliches Erbrechen
- braunschwarz
- geronnen
Ursachen
- durch Salzsäure verändertes Blut
- blutendes Magenkarzinom
- verschlucktes Blut nach Lungenblutungen, Zahnextraktion)

galliges Erbrechen
- gelbgrünlich
Ursachen
- nach langanhaltendem Erbrechen
- azetonämisches Erbrechen

Miserere
- bräunliche, kotige Masse mit stuhlartigem Geruch
Ursache
- Ileus

Frage 180
Als atonisches Erbrechen bezeichnet man:

O A) Koterbrechen, z.B. bei Darmverschluß
O B) sehr starkes, häufiges Erbrechen
O C) explosionsartiges Erbrechen im Schwall
O D) schlaffes Erbrechen

Frage 181
Von Miserere spricht man:

O A) wenn sich der Patient sterbenskrank fühlt
O B) wenn der Patient kein Verständnis beim Pflegepersonal findet
O C) wenn der Patient explosionsartig erbricht
O D) wenn das Erbrechen ohne Grund abläuft
O E) wenn der Patient Kot erbricht

| 180 = D | 181 = E |

III. Physikalische Behandlungen Wärme und Kälte

> **Frage 182**
> **Beschreiben Sie die Wirkung von Wärme und Kälte auf den menschlichen Organismus:**

kontinuierlicher Kältereiz
- führt zur Gefäßengstellung mit Stoffwechselreduzierung und Wärmeentzug

langfristiger Kältereiz ohne Erneuerung
- führt nach Beendigung zur Gefäßweitstellung und Stoffwechselerhöhung

kurzfristiger Kältereiz
- führt zur Gefäßengstellung mit nachfolgender Gefäßweitstellung

Wärmezufuhr
- führt zur Gefäßweitstellung mit Stoffwechselerhöhung, Muskelentspannung und Erwärmung

feuchte Wärme
- führt durch Hemmung der Schweißverdunstung zum Wärmestau (angenehmer und milder als trockene Wärme)

> **Frage 183**
> **Nennen Sie Möglichkeiten der Wärmeapplikation:**

trockene Wärme
- Wärmflasche
- Heizkissen
- Thermoelemente

feuchte Wärme
- Wickel
- Umschläge
- Packungen
- Dampfpakete
- Kataplasmen
- Bäder

Physikalische-Maßnahmen/Wärme-Kälte

Bestrahlungen
- Diathermie (Kurzwellenbestrahlung)
- Infrarotbestrahlung
- Ultraviolettbestrahlung

Frage 184
Beschreiben Sie die verschiedenen Wickel (Packungen), und nennen Sie die jeweiligen Indikationen:

---

trockenwarme Wickel
- Ganzkörperpackung
Indikationen
- Ruhepackungen nach Heilbädern
Dauer
- ca. 1 - 2 Stunden

feuchtwarme Wickel
- Teilpackung
- Ganzkörperpackung
Wirkung
- Wärmezufuhr
- Schwitzpackung
Indikationen
- Bronchitis
- Pneumonie
- grippaler Infekt
Dauer
- ca. 30 - 90 Minuten

feuchtheiße Wickel
- Oberbauchwickel
- Unterbauchwickel
Wirkung
- Wärmezufuhr
- krampflösend
Indikationen
- Koliken
- Lebererkrankungen
- Darmkrämpfe
- Meteorismus
Dauer
- ca. 1 Stunde

kalte Wickel
- Halswickel
- Wadenwickel
- Gelenkwickel

Wirkung
- Wärmeentzug
- Gefäßengstellung

Indikationen
- Fieber
- entzündliche Halserkrankungen
- Gelenkaffektionen

Dauer
- ca. 8 - 10 Minuten

Frage 185
Nennen Sie Indikationen und Mittel zur Anwendung von trockener Kälte:

Möglichkeiten
- Eisblase
- Eiskrawatte
- Kühlelemente

Indikationen
lokale Gefäßengstellung (blutstillend)
- nach Zahnextraktion
- bei Magenblutungen

lokale Stoffwechselreduzierung
- Appendizitis

Schmerzlinderung (abschwellend)
- Gehirnerschütterung
- Gelenkaffektionen

Wärmeentzug (temperatursenkend)
- hyperpyretische Temperaturen

Frage 186
Kontinuierliche, lokale Kälteeinwirkung (Eisblase) bewirkt:

1) eine Gefäßengstellung
2) eine Gefäßweitstellung
3) eine Hyperämie
4) eine Hypoämie

O A 1+4   O B 2+4   O C 1+3   O D 2+3

Frage 187
Was versteht man unter Kataplasmen:

O A) Blutflüssigkeitsersatzmittel
O B) Infusionslösungen
O C) heiße Breiumschläge
O D) heiße Bäder

Frage 188
Wärmebehandlung ist indiziert bei:

1) Appendizitis
2) Nasennebenhöhlenentzündung
3) Hepatitis
4) Thrombophlebitis
5) Magenschleimhautentzündung

O A 1+4   O B 2+4   O C 2+3+5   O D 1+3+4   O E 1+2+4

Frage 189
Kalte Umschläge:

1) dienen dem Wärmeentzug
2) werden bei allen Entzündungen angewandt
3) werden bei der Thrombophlebitis angewandt
4) dürfen nicht bei Bewußtlosen angelegt werden

O A 1+2   O B 1+2+3   O C 2+3   O D 2+3+4   O E 1+3

| 186 = A | 187 = C | 188 = C | 189 = E |

Frage 190
Wadenwickel:

1) werden abwechselnd an der rechten und der linken Wade angelegt
2) entziehen dem Körper Wärme
3) dürfen nur einmal am Tag erneuert werden
4) werden bei hohem Fieber angelegt
5) dürfen nur an gut durchbluteten Beinen angelegt werden

O A 2+4+5   O B 1+4+5   O C 1+2+4+5   O D 2+3+4+5   O E 2+3

Frage 191
Wärme bewirkt eine:

1) Zusammenziehung der Blutgefäße
2) Erweiterung der Blutgefäße
3) Hyperämie
4) Hypoämie

O A 2+3   O B 2+4   O C 1+3   O D 1+4

Frage 192
Eisbeutel (Eisblasen) sind indiziert:

1) bei Blutungen im Bereich des Abdomens
2) nach Verstauchungen und Verrenkungen
3) bei Lungenentzündungen
4) bei Mittelohrentzündungen

O A 1+2   O B 1+2+4   O C 2+3+4   O D 3+4   O E 1+3+4

---

190 = A   191 = A   192 = A

Bestrahlungen

> Frage 193
> Nennen Sie Wirkungen und Indikationen der Kurzwellen- und Infrarotbestrahlung:

Kurzwellenbestrahlung
Wirkung
- Erwärmung von tiefen Körperschichten
- Steigerung der Durchblutung
- Erhöhung des Stoffwechsels
- antiphlogistische Wirkung

Indikationen
- Entzündungen der Nasennebenhöhlen
- Entzündungen des Mittelohres
- Gelenkerkrankungen
- Muskelverspannungen

Infrarotbestrahlung
Wirkung
- lokale Erwärmung (oberflächliche Körperschichten)
- Steigerung der Durchblutung
- Erhöhung des Stoffwechsels
- antiphlogistische Wirkung

Indikationen
- Nasennebenhöhlenentzündungen
- Mittelohrentzündungen
- Hauterkrankungen
- Gelenkerkrankungen
- Vorbereitung zur Gymnastik oder Massage

Frage 194
Infrarotbestrahlungen sind nicht indiziert bei:

O A) Mittelohrentzündungen
O B) Ischialgie
O C) Nasenbluten

---

194 = C

Bäder

> **Frage 195**
> **Nennen Sie die Wirkung der Badewassertemperatur auf den menschlichen Organismus:**

kaltes Bad
- 15 - 30° Celsius
Wirkung
- fiebersenkend

kühles Bad
- 30 - 35° Celsius
Wirkung
- kreislaufanregend

warmes Bad
- 36 - 40° Celsius
Wirkung
- beruhigend
- entspannend

heißes Bad
- 40 - 45° Celsius
Wirkung
- schweißtreibend

> **Frage 196**
> **Nennen Sie die Wirkung einiger medizinischer Badewasserzusätze:**

Arnika
- beruhigend
- entzündungshemmend

Fichtennadel
- beruhigend
- schleimlösend

Heublumen
- krampflösend

Kaliumpermanganat
- desinfizierend
- entzündungshemmend

Kamille
- entzündungshemmend

Kleie
- beruhigend
- durchblutungsfördernd

Kohlensäure
- hautreizend
- gefäßerweiternd
- kreislaufstimulierend

Sauerstoff
- beruhigend

Schwefel
- stoffwechselanregend
- desinfizierend

Sole
- hyperemisierend
- wärmeerzeugend

Frage 197
Beschreiben Sie einige Bäderbehandlungen:

---

warmes Vollbad
- Wanne zu 66% füllen
- Wassertemperatur 36 - 40° Celsius
- Badezusätze je nach Indikation
- Badedauer ca. 10 - 20 Minuten

Indikationen
- Reinigung
- Herabsetzung der Muskelerregbarkeit
- Entspannung der Skelettmuskulatur

heißes Vollbad
- Wanne zu 66% füllen
- Wassertemperatur 40 - 45° Celsius
- Badezusätze je nach Indikation
- Badedauer ca. 2 - 4 Minuten

Indikationen
- Vermeidung von Muskelkater
- Anregung des Stoffwechsels

warmes Halbbad
- Wanne zu 40% füllen
- Wassertemperatur 36 - 40° Celsius
- Badezusätze je nach Indikation
- Badedauer ca. 5 - 15 Minuten

Indikationen
- Reinigungsbad bei Bewohnern mit Herzerkrankungen, Atemnot oder Beklemmungsgefühl

ansteigendes Vollbad
- Wanne zu 50% füllen
- Wassertemperatur ca. 35° Celsius
- Wassertemperatur innerhalb von 15 Minuten durch Zulauf von heißem Wasser auf ca. 40° Celsius erhöhen
- Badedauer 15 - 20 Minuten

Indikationen
- Erzeugung einer Hyperthermie
- vor Schwitzpackungen
- Erhöhung der Körpertemperatur (Erwärmungsbad)

absteigendes Vollbad
- Wanne zu 50% füllen
- Wassertemperatur 4 - 5° Celsius unter der rektalen Körpertemperatur
- Wassertemperatur innerhalb von 10 Minuten durch Zulauf von kaltem Wasser auf ca. 27 - 25° Celsius absenken
- Badedauer max. 15 Minuten

Indikationen
- Wärmeentzug
- Entfieberung

ansteigendes Halbbad
- Wanne zu 40% füllen
- Wassertemperatur 36° Celsius
- Wassertemperatur langsam auf 40 - 43° Celsius erhöhen
- zwischenzeitlich Wasser ablassen (Wasser soll immer nur bis zum Bauchnabel reichen)
- Badedauer ca. 30 - 45 Minuten
- zum Abschluß Gesicht, Hals und Arme kalt abwaschen

Indikationen
- Schwitzbad
- Nierenkoliken
- Aufwärmungsbad bei Bewohnern mit Angst- und Beklemmungsgefühl

absteigendes Halbbad
- Wanne zu 40% füllen
- Wassertemperatur 36° Celsius
- Wassertemperatur langsam auf 32 - 30° Celsius absenken
- während des Badens ständig den Rücken des Heimbewohners mit dem Badewasser übergießen
- Badedauer max. 10 Minuten

Indikationen
- nervöse Herzbeschwerden
- niedriger Blutdruck
- Wärmeentzug

Sitzbad
- Sitzbadewanne zu 5o% füllen
- Wassertemperatur 36 - 38° Celsius
- Badezusätze je nach Indikation
- Badedauer ca. 10 - 20 Minuten

Indikationen
- Wundheilung
- Hautausschläge
- Desinfektion
- Reinigung
- bei Hämorrhoiden
- bei Analfissuren
- bei gynäkolgischen Erkrankungen

kaltes Fußbad
- Fußbadewanne zu 75% füllen
- Wassertemperatur ca. 20° Celsius
- Badezusätze je nach Indikation
- Badedauer 15 - 20 Minuten

Indikationen
- Durchblutungsstörungen
- Unterschenkelgeschwüre
- Wundheilung
- Reinigung

wechselwarmes Fußbad
- 1. und 2. Fußbadewanne je zu 75% füllen
- Wassertemperatur:
    1. Fußbadewanne 40° Celsius
    2. Fußbadewanne 15° Celsius

- Badedauer:
  1. Fußbadewanne ca. 5 Minuten
  2. Fußbadewanne ca. 5 - 30 Sekunden
- Vorgang ca. 2 - 4 mal wiederholen und mit kaltem Wasser abschließen

Indikationen
- Schlafstörungen
- Durchblutungsstörungen
- Gefäßtraining
- Erzeugen einer reaktiven Hyperämie

Armbad
- Armbadewanne zu 75% füllen
- Wassertemperatur 36 - 38° Celsius (zur Aufrechterhaltung der Wassertemperatur warmes Wasser zuschütten)
- Badezusätze je nach Indikation
- Badedauer ca. 15 - 20 Minuten

Indikationen
- Reinigung
- Wundheilung
- Desinfektion
- vor i.v. Injektionen (gefäßerweiternd)

Stangerbad (hydroelektrisches Vollbad)
- Stangerbad-Wanne zu 75% füllen
- Wassertemperatur 36 - 37° Celsius
- Stromstärke 300 - 1200 mA.
- Badedauer ca. 15 - 20 Minuten

Indikationen
- Muskelerkrankungen
- rheumatische Erkrankungen
- Lähmungen
- Durchblutungsstörungen

Physikalische-Maßnahmen/Bäder

Frage 198
Das Stangerbad ist ein:

O A) Bewegungsbad
O B) Darmreinigungsbad
O C) Kohlensäuretrockenbad
O D) hydroelektrisches Bad

Frage 199
Bei Fußwechselbädern:

1) werden der rechte und der linke Fuß abwechselnd in warmes Wasser getaucht
2) kommen warme und kalte Teilbäder zur Anwendung
3) werden die unteren Extremitäten bis zur Wadenmitte zwei bis fünf Minuten lang in heißes und anschließend zwanzig Sekunden lag in kaltes Wasser getaucht
4) wird die Anwendung mit kaltem Wasser beendet
5) wird die Anwendung mit heißem Wasser beendet
6) werden die unteren Extremitäten bis zur Wadenmitte zwei Minuten lang in kaltes und anschließend zwanzig Sekunden lang in heißes Wasser getaucht

O A 1+3+4   O B 2+3+4   O C 2+4+6   O D 2+3+5   O E 2+5+6

Frage 200
Die Badewassertemperatur:

1) wird geprüft mit dem Maximumthermometer
2) wird geprüft, indem man das Thermometer im Wasser abliest
3) für ein Reinigungsvollbad sollte etwa 36° Celsius betragen
4) für ein Vollbad braucht nicht mit dem Thermometer geprüft zu werden

O A 2+3   O B 1+3   O C 3+4   O D 1+2+3

198 = D   199 = B   200 = A

Inhalationen

> **Frage 201**
> Nennen Sie Tröpfchengröße, Wirkungsort, Sinn und Indikationen der verschiedenen Inhalationsmöglichkeiten:

Kamillendampfbad (Kopfdampfbad)
Tröpfchengröße
- ca. 30 Mikrometer
Wirkungsorte
- Nase
- Nasennebenhöhlen
- Rachen
- Kehlkopf
- Luftröhre
- Hauptbronchien
Sinn
- durchblutungsfördernd
- entzündungshemmend
- sekretlösend
Indikationen
- Schnupfen
- Husten
- Nasennebenhöhlenerkrankungen

Bronchitiskessel
Tröpfchengröße
- ca. 30 Mikrometer
Wirkungsorte
- Nase
- Rachen
- Kehlkopf
- Luftröhre
- Hauptbronchien
Sinn
- Befeuchtung der Einatmungsluft
- Befeuchtung der Raumluft
- Anfeuchtung der oberen Luftwege ohne Medikamentenzusatz
Indikationen
- Schnupfen
- Husten
- Nasennebenhöhlenentzündungen

Aerosolapparate
Tröpfchengröße
- 1 - 10 Mikrometer
Wirkungsorte
- Rachen
- Kehlkopf
- Luftröhre
- Bronchien
- Alveolen
Sinn
- Befeuchtung der Einatmungsluft
- Einbringen von Medikamenten (sekretlösend, entzündungshemmend, krampflösend)
Indikationen
- Pneumonie
- Asthma bronchiale
- Bronchitis

Ultraschallvernebler (Kaltvernebler)
Tröpfchengröße
- 1 - 3 Mikrometer
Wirkungsorte
- Rachen
- Kehlkopf
- Luftröhre
- Bronchien
- Alveolen
Sinn
- Anfeuchtung der Raumluft
- Einbringung von Medikamenten
Indikationen
- Befeuchtungsinsuffizienz des Atemtraktes
- tracheotomierte Heimbewohner
- maskenunabhänigige Langzeittherapie bei Erkrankungen der tiefen Atemwege

Frage 202
Welche Gegenstände benötigen Sie zur Durchführung eines Kopfdampfbades und wie führen Sie dieses durch:

Material
- Schüssel

- kochendes Wasser
- verordneter Medikamentenzusatz
- Badetuch
- Handtuch
- Sputumbecher
- Zellstoff

Durchführung
- Schüssel so plazieren, daß bequeme Dampfinhalation möglich ist
- zur Erhöhung der Wirksamkeit Kopf und Schüssel mit einem Badetuch umhüllen
- Bewohner ca. 15 Minuten Wasserdampfbad durch die Nase inhalieren lassen
- Gesicht des Bewohners nach der Inhalation abfrottieren

Frage 203
Aerosole:

1) können bis in die Alveolen vordringen
2) haben einen Durchmesser von 1 mm
3) sind Schwebestoffe
4) werden in Ultraschallverneblern erzeugt
5) werden zur Befeuchtung der Zimmerluft angewandt

O A 1+3+4   O B 2+3+4   O C 2+4+5   O D 1+2+4   O E 2+5

Frage 204
Welche Inhalationsarten sollten bei einer Pneumonie eingesetzt werden:

1) Kamillendampfbad
2) Bronchitiskessel
3) Aerosolapparat
4) Ultraschallvernebler

O A 3+4   O B 2+4   O C 1+4   O D 1+3   O E 2+3

203 = A   204 = A

Sauerstoffapplikation

> Frage 205
> **Beschreiben Sie die Möglichkeiten der Sauerstoffapplikationen:**

Nasenkatheter
- Einmalsonden aus Kunststoff ohne Schaumgummikissen
  (bis zum weichen Gaumen einführen)
- Einmalsonden aus Kunststoff mit Schaumgummikissen (nur 1 - 2 cm tief in die Nase einführen)

Indikation
- Sauerstoffgabe über einen längeren Zeitraum (ca. 38% Sauerstoff - Konzentration bei 5 Liter / Minute)

Sauerstoffbrille
- doppelläufiger Kunstoffschlauch, dessen 2 cm langen Einflußstutzen in die Nasenlöcher eingeführt werden

Indikation
- kurzfristige Sauerstoffgabe (hat wegen des erheblichen Sauerstoffverlustes nur eine psychologische Wirkung)

Sauerstofftrichter
- Sauerstofftrichter an einem flexiblen Spiralarm
- ca. 10 - 15 cm Abstand zwischen Trichter und Gesicht

Indikation
- Sauerstoffzufuhr bei Verletzungen des Nasen - Rachen - Raumes

Sauerstoffmaske
- Gummi- oder Kunststoffmasken mit Einwegventil und Gummibeutel als Sauerstoffreservoir
- Maske umschließt Mund und Nase
- verschiedene Maskengrößen
- Sauerstoffkonzentration bis 100 %

Indikation
- kurzfristige intensive Zuführung von Sauerstoff

Sauerstoffzelt
- Zelt mit Zelthülle, Heiz- und Kühlaggregat
- Möglichkeit der Zeltinnentemperaturabsenkung
- Sauerstoffkonzentration ca. 30 - 60 %

Indikation
- Dauerbehandlung mit Sauerstoff

Frage 206
Bei der Verabreichung von Sauerstoff ist darauf zu achten, daß:

1) die Ventile des Sauerstoffgerätes gut eingefettet sind
2) der Sauerstoff mit Aqua destillata angefeuchtet wird
3) der Sauerstoff mit Kohlenmonoxid gemischt wird
4) der Bewohner die verordnete Menge Sauerstoff pro Minute erhält

O A 2+4   O B 1+2+4   O C 2+3+4   O D 1+3+4   O E 1+4

Frage 207
Bei der Sauerstoffapplikation aus Sauerstoff - Flaschen muß folgendes beachtet werden:

1) ein Druckminderer muß vorgeschaltet werden
2) das Hauptventil muß mit Silikonspray funktionsfähig gehalten werden
3) der Flaschenaustausch sollte nicht im Zimmer des Bewohners vorgenommen werden
4) das Befeuchtungswasser darf maximal alle 14 Tage ausgetauscht werden

O A 1+3   O B 1+2+3   O C 1+3+4   O D 3+4   O E 2+3+4

Frage 208
Wie kann festgestellt werden, wieviel Liter Sauerstoff noch in einer Sauerstoff - Flasche enthalten sind:

O A) indem man den Rauminhalt der Flasche mit dem am Manometer angegebenen Druck multipliziert
O B) indem der Inhalt nur ungefähr geschätzt wird
O C) indem man den Rauminhalt der Flasche mit dem am Manometer angegebenen Druck multipliziert und die schon verbrauchte Sauerstoffmenge subtrahiert

---

206 = A   207 = A   208 = A

VI. Allgemeine therapeutische Maßnahmen

Möglichkeiten der Darmentleerung

> **Frage 209**
> **Nennen Sie Möglichkeiten zur Beeinflussung der Darmentleerung, und beschreiben Sie die jeweiligen Wirkungen und Indikationen:**

schlackenreiche Ernährung
- Vollkornbrot
- Weizenkleie
- Knäckebrot
- Gemüse
- Obst

Wirkung
- Anregung der Darmperistaltik (erhöhter Füllungszustand des Darmes)

Indikationen
- Obstipationsprophylaxe

vermehrte körperliche Bewegung
- Gymnastik
- Spaziergänge im Garten oder auf dem Flur

Wirkung
- Anregung der Darmperistaltik

Indikationen
- Obstipationsprophylaxe

Darmtraining
- Darmentleerung nach einem festen Zeitplan

Wirkung
- Gewöhung des Darmes an feste Entleerungszeiten

Indikationen
- Obstipationsprophylaxe

dünndarmwirksame Abführmittel
- Rizinusöl oder Glyzerin
- salinische Mittel (Karlsbader Salz, Glaubersalz)

Wirkung
- stark wasseranziehend
- dünndarmreizend

Indikationen
- Gallenleiden
- drastische Darmentleerung bei Vergiftungen

dickdarmwirksame Abführmittel
- Dulcolax
- X-Prep
- Agarol

Wirkung
- Anregung der Dickdarmmuskulatur
- Gleitmittel

Indikationen
- chronische Obstipation

Vagusreizmittel
- Prostigmin

Wirkung
- peristaltikanregend

Indikationen
- akute Darmverhaltung

Klistiere
- Glyzerinspritze
- Microklist
- Practo-Clyss
- salinisches Klysma

Wirkung
- Anregung der Darmperistaltik
- Gleitwirkung
- schleimhautreizend
- flüssigkeitsentziehend
- abführend

Indikationen
- Beseitigung einer rektalen Obstipation
- schnelle Darmentleerung vor Untersuchungen oder operativen Eingriffen

Suppositorien
- Glyzerin - Suppositorien
- Dulcolax - Suppositorien

Wirkung
- schleimhautreizend
- Anregung der Dickdarmtätigkeit
- abführend

Indikationen
- Obstipationsprophylaxe

Reinigungseinlauf (Hoher Einlauf)
- Practo - Clyss - Einlauf
- 1 Liter hypertone Kochsalzlösung evtl. mit medikamentösen Zusätzen

Wirkung
- Erzeugung eines Entleerungsreizes
- Erweichung des Stuhls
- Anregung der Darmperistaltik
- Abführen des Darminhaltes

Indikationen
- Obstipation

Schaukeleinlauf (Schwenkeinlauf)
- 1 - 1,5 Liter hypertone Kochsalzlösung evtl. mit medikamentösen Zusätzen

Wirkung
- Anregung der Darmperistaltik
- Förderung des Abgangs von Darmgasen

Indikationen
- Darmatonie (paralytischer Ileus)
- Meteorismus

digitale Ausräumung
- Kotausräumung mit dem Finger (Handschuhe und Fingerlinge tragen)

Indikationen
- schwerste Formen der Obstipation
- Kotsteine
- völlige Kraftlosigkeit

Frage 210
Die Incontinentia alvi ist:

O A) ein unfreiwilliger Abgang von Stuhl
O B) eine Stuhlverstopfung
O C) ein Blähbauch

Frage 211
Die beste Lagerung für einen Reinigungseinlauf ist:

O A) die rechte Seitenlage
O B) die linke Seitenlage
O C) die Rückenlage
O D) die Bauchlage

Frage 212
Für einen Reinigungseinlauf:

1) wird etwa 0,5 - 1 Liter Spülflüssigkeit benötigt
2) wird das Schlauchsystem des Irrigators nicht luftleer gemacht
3) muß das Darmrohr unter sterilen Kautelen eingeführt werden
4) gibt man etwa 20 ml Glyzerin auf einen Liter Wasser

O A 1+2+3   O B 1+3+4   O C 3+4   O D 2+3   O E 1+4

Frage 213
Wirkung der Einlaufzusätze auf die Darmschleimhaut und Darmmuskulatur:
Liste 1
1) Flüssigkeitsentzug aus der Darmschleimhaut
2) schleimhautreizend
3) peristaltikanregend
Liste 2
a) Glyzerin
b) Kochsalz
c) Dulcolax

O A = a1, b2, c3   O B = a2, b1, c3   O C = a1, b3, c2   O D = a3, b2, c1

| 210 = A | 211 = B | 212 = E | 213 = B |

Blasenkatheterismus

> **Frage 214**
> **Beschreiben Sie Blasenkatheterarten:**

Einmalkatheter
- Katheter aus weichem oder halbstarrem Gummi oder Kunststoff zum einmaligen Katheterisieren

Blasenverweilkatheter (Dauerkatheter)
- Blasenverweilkatheter mit aufblockbarem Gummiballon
- Aufblockung erfolgt durch Einspritzen von 5 - 30 ml steriler Flüssigkeit

Dreiwegekatheter
- Blasenverweilkatheter mit zusätzlicher Spülleitung

Nélaton-Katheter
- Katheter mit gerader stumpfer Spitze
- zur Katheterisierung von Frauen (kurze Katheter)

Mercier-Katheter
- Katheter mit gebogener stumpfer Spitze
- Nase an der Ausflußöffnung = Ebene der Spitzenkrümmung
- zur Katheterisierung von Männern

Tiemann-Katheter
- Katheter mit gebogener, sich verjüngender Spitze
- Nase an der Ausflußöffnung = Ebene der Spitzenkrümmung
- zur Katheterisierung von Männern

> **Frage 215**
> **Nennen Sie Indikationen zum Legen eines Einmalkatheters:**

diagnostische Gründe
- Erregernachweis
- Bestimmung des Restharns

therapeutische Gründe
- Harnverhaltung
- Blasenspülung
- Blaseninstillation

Frage 216
Nennen Sie Indikationen zum Legen eines Blasenverweilkatheters:

diagnostische Gründe
- Ausscheidungskontrolle
- Bestimmung des Stundenurins

therapeutische Gründe
- ständige künstliche Entleerung der Blase bei Harnverhaltung
- vorübergehende künstliche Entleerung der Blase bei Harnverhaltung
- vorübergehende künstliche Entleerung der Blase bei Inkontinenten

Frage 217
Welche Komplikationen können durch den Blasenverweilkatheter auftreten:

- Blutungen durch Verletzungen der Schleimhäute
- aufsteigende Infektionen durch unsterile Handhabung
- Perforation der Harnröhre durch gewaltsames Einführen des Katheters
- Kreislauf - Kollaps und Blasenblutungen nach Blasenentleerung von mehr als 1000 ml Urin

Frage 218
Nennen Sie die Materialien, die Sie zum Katheterismus benötigen:

unsteriles Material
- Desinfektionsmaterial für Schleimhaut und Hände
- Auffanggefäß (Nierenschale, Steckbecken)
- Meßbecher
- Lagerungsmaterial
- Schere
- Gummituch oder Zellstoff
- Waschutensilien

steriles Material
- Katheter
- Schälchen mit Tupfern
- evtl. spezielles Schlitztuch
- Handschuhe und Pinzette
- Gleitmittel
- evtl. Laborröhrchen für bakteriologische Untersuchungen

Allg. therapeutische Maßnahmen/Blasenkatheterismus

Frage 219
Beschreiben Sie die Vorbereitungen und die Durchführung zum Legen eines Einmalkatheters bei Frauen:

Vorbereitung
- Maßnahme mit der Bewohnerin besprechen
- Zugluft vermeiden (Fenster und Türen schließen)
- Intimsphäre wahren
- zur Restharnbestimmung muß die Bewohnerin vorher Wasser lassen
- flache Rückenlage mit leichter Erhöhung des Beckens (Lagerungskissen und Gummituch oder Zellstoff unterlegen) dabei Anwinkeln und leichtes Spreizen der Beine
- Intimtoilette durchführen (von vorne nach hinten waschen)

Durchführung
- steriles und unsteriles Material vorbereiten (Katheterhülle öffnen)
- Auffanggefäß zwischen die Beine stellen

Desinfektion
- Händedesinfektion
- Desinfektionslösung in das Tupferschälchen füllen
- sterile Handschuhe anziehen
- Schamlippen spreizen (bis Katheter eingeführt ist)
- große Schamlippen mit je einem Tupfer desinfizieren (von Symphyse zum Anus)
- kleine Schamlippen mit je einem Tupfer desinfizieren (von Symphyse zum Anus)
- Urethraöffnung mit einem Tupfer desinfizieren
- Vaginaöffnung mit einem Tupfer verschließen
- gebrauchte Tupfer abwerfen

Katheterisieren
- Katheter mittels Katheterhülle oder Pinzette ohne Gewalt einführen (bis Urin abläuft), evtl. Gleitmittel auftragen
- bei unüberwindlichem Widerstand erneuter Versuch mit dünnerem Katheter
- Urin auffangen
- für bakteriologische Untersuchungen Urin ohne Kontamination in sterilem Laborröhrchen auffangen
- nach völliger Blasenentleerung Katheter entfernen (Ausflußöffnung verschließen oder abklemmen)
- Katheter und Vaginaltupfer abwerfen

Frage 220
Beschreiben Sie die Vorbereitungen und die Durchführung zum Legen eines Blasenverweilkatheters bei Männern:

Vorbereitung
- Maßnahme mit dem Bewohner besprechen
- Zugluft vermeiden (Fenster und Türen schließen)
- Intimsphäre wahren
- zur Restharnbestimmung muß der Bewohner vorher Wasser lassen
- flache Rückenlage mit leichter Erhöhung des Beckens (Lagerungskissen und Gummituch oder Zellstoff unterlegen)

Durchführung
- Urinbeutel am Bett befestigen
- physiologische Kochsalzlösung zum Aufblocken aufziehen (Kanüle abwerfen)
- Katheterhülle öffnen, Gleitmittelhülle öffnen
- Auffanggefäß zwischen die Beine stellen

Desinfektion
- Händedesinfektion
- Desinfektionslösung in das Tupferschälchen füllen
- sterile Handschuhe anziehen
- Vorhaut zurückstreifen
- Harnröhrenöffnung und Eichel mehrmals desinfizieren (jeden Tupfer nur einmal benutzen und abwerfen)
- Penis mit Lochtuch abdecken
- Handschuhe wechseln
- Streckung der Harnröhre und Instillation des Gleitmittels
- manuelle Kompression, damit das Gleitmittel nicht entweichen kann

Katheterisieren
- Penis nach vorn strecken (dabei Harnröhrenöffnung spreizen)
- Katheter mittels Katheterhülle oder Pinzette ohne Gewalt einführen (Katheterspitze muß nach oben zeigen)
- wenn Urin läuft, Katheter 2 cm tiefer einführen (Ballon liegt dann ausreichend tief in der Blase)
- leichte Widerstände können durch Drehen des Katheters überwunden werden
- bei unüberwindlichem Widerstand erneuter Versuch mit dünnerem Katheter
- Fixierung des Katheters durch Aufblocken des Ballons mit physiologischer Kochsalzlösung (Ventil des Ballonzuleitungsschlauches nur mit dem Konus der Spritze durchstoßen)
- durch leichten Katheterzug Fixation überprüfen
- Katheter mit sterilem Ansatz des Urinbeutelschlauches verbinden

Allg. therapeutische Maßnahmen/Blasenkatheterismus

Frage 221
15 Charrière entsprechen einem Durchmesser von:

O A) 1,5 mm
O B) 3,0 mm
O C) 5,0 mm

Frage 222
Unter einer Blaseninstillation versteht man:

O A) eine Erkrankung der Harnblase
O B) das Einbringen von Medikamenten in die Harnblase
O C) eine Punktion der Harnblase

Frage 223
Das Urometer wird benötigt um:

O A) die Glukosekonzentration im Urin festzustellen
O B) den Eiweißgehalt im Urin zu bestimmen
O C) die Urinmenge zu bestimmen
O D) das spezifische Gewicht des Urins feststellen

Frage 224
Ein geeigneter Einmalkatheter für die männliche Harnröhre ist der:

O A) Tiemann - Katheter
O B) Nélaton - Katheter
O C) Flötenschnabel - Katheter

Frage 225
Ein geeigneter Einmalkatheter für die weibliche Harnröhre ist der:

O A) Tiemann - Katheter
O B) Nélaton - Katheter
O C) Flötenschnabel - Katheter

| 221 = C | 222 = B | 223 = D | 224 = A | 225 = B |

Frage 226
Als Dauerkatheter bezeichnet man Katheter, die:

O A) durch einen auffüllbaren Ballon hinter dem Katheterauge den Katheter in einer optimalen Blasenposition halten
O B) durch einen aufblasbaren schmalen Ballon den Katheter in der Harnröhre selbst fixieren
O C) mittels eines endoskopischen Eingriffs am Blasengrund mit quellsicherem Nahtmaterial befestigt werden

---

Frage 227
Wenn keine besondere Indikation vorliegt, sollte man immer einen Dauerkatheter von Charrière 16 - 18 bevorzugen, da:

O A) diese Größe von der Blase nicht als Fremdkörper empfunden wird
O B) die Harnröhre mit einer gesteigerten Schleimbildung reagiert und der Sekretabfluß neben dickeren Kathetern nur unzureichend ist
O C) der Patient einen Katheter dieser Größe nicht spürt
O D) Katheter dieser Größe nicht inkrustieren

Frage 228
Bei der Einführung des Blasenkatheters:

O A) muß man immer mit starkem Druck arbeiten
O B) darf man nie mit Gewalt oder Druck arbeiten
O C) muß beim Mann zwecks besserer Gleitmöglichkeit eine Errektion provoziert werden
O D) sollte der Patient stehen (bessere Ablenkung)

Frage 229
Bei der Einführung eines Tiemann - Katheters zeigt die gekrümmte Spitze:

O A) nach oben
O B) nach unten
O C) zur rechten Seite des Patienten
O D) zur linken Seite des Patienten

---

226 = A   227 = B   228 = B   229 = A

Allg. therapeutische Maßnahmen/Blasenkatheterismus

Frage 230
Welche Aussagen sind richtig:

1) halboffene Systeme zur Urinableitung sind aus Gründen der Sterilität nicht ausreichend
2) bei der Verwendung von geschlossenen Urinableitungssystemen muß ein Zurückfließen von Urin in die Blase vermieden werden
3) bei der Mobilisation von Bewohnern mit Dauerkatheter unter Verwendung eines geschlossenen Urinableitungssytems ist darauf zu achten, daß der Katheter gut abgestöpselt bleibt
4) das Spülen der Harnblase ist bei Bewohnern mit Dauerkatheter regelmäßig durchzuführen
5) die Instillation eines Medikamentes in die Harnblase sollte im Zusammenhang mit einer Blasenspülung erfolgen

O A 1+2   O B 2+3   O C 1+4   O D 1+4+5   O E 1+2+3+5

Frage 231
Ordnen Sie die Aussagen den betreffenden Katheterarten zu:

Liste 1
1) mit endständigem, aufblockbarem Gummiballon
2) mit gebogener, sich verjüngender Spitze
3) mit gerader, stumpfer Spitze
4) mit gebogener, stumpfer Spitze

Liste 2
a) Nélaton - Katheter
b) Mercier - Katheter
c) Tiemann - Katheter
d) Blasenverweilkatheter

O A = a1, b2, c3, d4   O B = a3, b4, c2, d1   O C = a4, b3, c2, d1

230 = A   231 = B

Injektionen

> **Frage 232**
> **Nennen Sie die Vorteile der parenteralen Medikamentenverabreichung:**

genaue steuerbare Dosierung
- keine Beeinflussung durch Resorptionsstörungen des Verdauungstraktes

genau steuerbarer Wirkungseintritt
- sofortiger Wirkungseintritt bei i.v. Injektionen
- Wirkungseintritt nach ca. 10 - 15 Minuten bei i.m. Injektionen
- Wirkungseintritt nach 20 - 30 Minuten bei s.c. Injektionen

jederzeitige Verabreichung
- Medikamente können jederzeit, unabhängig von der Bewußtseinslage, verabreicht werden

keine Beeinflussung durch Verdauungsfermente
- fermentativ veränderbare Medikamente können, ohne inaktiviert zu werden, verabreicht werden (Insulin, Impfseren, Globuline)

geringe Nebenwirkungen
- keine Magen- und Darmschleimhautreizungen
- geringere Leberbelastung (Umgehung des Pfortaderkreislaufes)

> **Frage 233**
> **Nennen Sie die häufigsten Injektionen und deren Indikationen:**

subcutane Injektion (s.c.)
- Injektion in das Unterhautfettgewebe (Subkutis)
Indikationen
- parenterale Verabreichung von isotonischen Medikamenten
- Applikationsform mit verzögertem Wirkungseintritt

intramuskuläre Injektion (i.m.)
- Injektion in das Muskelgewebe
Indikationen
- parenterale Verabreichung von öligen und stark konzentrierten Medikamenten
- Applikationsform mit leicht verzögertem Wirkungseintritt

intravenöse Injektion (i.v.)
- Injektion in das venöse Kreislaufsystem

Indikationen
- parenterale Verabreichung von hypo-, iso- und hypertonen Lösungen (Medikamenten)
- Applikationsform mit direktem Wirkungseintritt (keine Verzögerung durch Resorptionsvorgänge)

Frage 234
Worauf haben Sie bei der Vorbereitung und Durchführung einer Injektion zu achten:

- ärztliche Anordnung muß vorliegen
- Dosierung
- Konzentration
- Verabreichungsort
- Verabreichungsart
- Verabreichungszeit
- Verabreichungsgeschwindigkeit
- Resorptionszeit
- Auflösungshinweise des Herstellers
- Art des Medikamentes (alkoholische Lösungen, wässrige Lösungen, ölige Lösungen, Emulsionen, Suspensionen)
- Beschaffenheit des Medikamentes (Trübungen, Ausfällungen, Verfärbungen, Verfallsdatum, Lagerungshinweise)
- Sterilität (Infektionsprophylaxe)
- Information des Bewohners
- Reaktionen des Bewohners (Medikamentenwirkung)
- Dokumentation

Frage 235
Nennen Sie Indikationen, Kontraindikationen, Komplikationen und bevorzugte Injektionsorte der subcutanen Injektion:

Indikationen
- Verabreichung von isotonischen Lösungen
- verzögerter Wirkungseintritt des injizierten Medikamentes

Kontraindikation
- Mangeldurchblutung im Bereich des Injektionsortes
- Ödeme im Bereich des Injektionsortes

- Entzündungen im Bereich des Injektionsortes
- Schockzustände des Patienten

Komplikationen
- Schmerzhaftigkeit bei Injektionen von hypo- oder hypertonen Lösungen
- Unterhautgewebsnekrose nach Injektion von öligen Medikamenten (aseptische Nekrose)
- Gefahr der intravasalen Injektion bei nicht erfolgter Probeaspiration
- Hämatombildung nach Durchstechen eines Blutgefäßes
- Abszeßbildung (Spritzenabszeß) bei nicht ausreichender Infektionsprophylaxe

Injektionsorte
Injektion in das Unterhautzellgewebe
- Beuge- und Streckseite des Oberarmes
- Oberschenkelaußenseite
- Oberschenkelvorderseite
- Bauchdecke
- Flankengegend

Frage 236
Nennen Sie Indikationen, Kontraindikationen, Komplikationen und bevorzugte Injektionsorte der intramuskulären Injektion:

Indikation
- Verabreichung von öligen und stark konzentrierten Medikamenten
- leicht verzögerter Wirkungseintritt des injizierten Medikamentes

Kontraindikationen
- hämorrhagische Diathese (Blutungsneigung)
- Antikoagulantientherapie
- entzündliche Prozesse im Injektionsbereich
- Mangeldurchblutung (Schock, Embolie)
- ödematöses oder gestautes Gewebe im Injektionsbereich

Komplikationen
- Nervenschädigung durch Deponierung des Medikamentes in unmittelbarer Nähe eines Nervs (subakuter Schmerz / subakute Lähmung)
- Gefahr des Kanülenbruchs am Konusansatz
- Hämatombildung nach Durchstechen eines Blutgefäßes
- Abszeßbildung (Spritzenabszeß) bei nicht ausreichender Sterilität

Allg. therapeutische Maßnahmen/Injektionen 119

- Gefahr der intravenösen oder intraarteriellen Injektion bei nicht erfolgter Probeaspiration
- aseptische Nekrose bei Unverträglichkeit des eingespritzten Medikamentes

Injektionsorte
Injektion in das Muskelgewebe
- ventraler Glutäalmuskel (Dreieck zwischen Christa iliaca, Spina iliaca und Trochanter major)
- mittleres Drittel der Außenseite der Oberschenkel
- mittleres Drittel der Außenseite der Oberarme

Frage 237
Nennen Sie die Indikationen, Kontraindikationen, Komplikationen und bevorzugte Injektionsorte der intravenösen Injektion:

Indikationen
- schneller Eintritt der Medikamentenwirksamkeit
- parenterale Verabreichung von hypo-, iso- und hypertonen Medikamenten

Kontraindikationen
- ölige Medikamente (Fettembolie)
- thrombosierte Venen
- Venenentzündungen im Injektionsbereich
- Shunt im Injektionsbereich
- KEINE I.V. INJEKTION DURCH PFLEGEPERSONEN

Komplikationen
- distale Arterienwandschädigung und Nekrose durch versehentlich arterielle Injektion
- Fettembolie nach versehentlicher Injektion von öligen Lösungen
- Hämatombildung bei Bewohnern mit Gerinnungsstörungen
- Nekrosenbildung bei paravenöser Injektion
- kardiologische und pulmonale Sofortreaktionen mit vitalen Störungen

Injektionsorte
- Venen des Unterarms
- Venen der Ellenbeuge
- Venen der Hand
- Venen des Unterschenkels
- Venen des Fußrückens

Frage 238
Nennen Sie Aufgaben und Zweck der Infusionsverabreichung:

- Volumenauffüllung
- parenterale Ernährung
- Regulierung des Elektrolyt- und Wasserhaushaltes
- Korrekturen im Säure- und Basenhaushalt
- Medikamentenverabreichung
- Osmotherapie
- Substitution von Blutbestandteilen

Frage 239
Bei der subcutanen Injektion:

1) wird das Medikament sehr gut resorbiert
2) dürfen nur isotonische Lösungen injiziert werden
3) wird in das Unterhautfettgewebe injiziert
4) dürfen keine Depot - Insuline injiziert werden
5) wird in die Lederhaut injiziert

O A 2+3   O B 1+2+4   O C 3+4   O D 1+2+5   O E 1+3+4

Frage 240
Beim Vorbereiten und Anlegen einer Tropfinfusion ist wichtig, daß:

1) das Schlauchsystem des Infusionsbesteckes luftleer ist
2) die Tropfkammer des Infusionsbestecks ganz gefüllt ist
3) die Tropfkammer des Infusionsbesteckes mindestens bis zur Hälfte gefüllt ist
4) die Kanüle und der Infusionsschlauch gut fixiert werden

O A 1+3+4   O B 1+2+4   O C 3+4   O D 2+4   O E 1+4

---

239 = A   240 = A

Allg. therapeutische Maßnahmen/Injektionen

Frage 241
Beim Aufziehen einer Injektionslösung aus einer Stechampulle ist zu beachten, daß:

1) das Medikament immer gut geschüttelt wird
2) die Gummikappe desinfiziert wird
3) die Aufziehkanüle nach der Entnahme entfernt wird
4) die Gummikappe entfernt wird
5) der Rest des Medikamentes vernichtet wird
6) soviel Luft in die Stechampulle gespritzt wird, wie Flüssigkeit entnommen werden soll

O A 1+4   O B 2+3+6   O C 3+4+5   O D 3+5+6   O E 1+4+5

Frage 242
Kontraindikationen für intramuskuläre Injektionen:

1) starke Schmerzzustände
2) Blutgerinnungsstörungen
3) Bewußtlosigkeit
4) Antikoagulantientherapie

O A 2+4   O B 1+2+4   O C 1+2+3   O D 2+3+4   O E 1+3+4

Frage 243
Vorteile der parenteralen Medikamentenverabreichung:

1) die Medikamente können unabhängig von der Bewußtseinslage des Bewohners verabreicht werden
2) die Medikamente werden im Verdauungstrakt besser resorbiert
3) eine Medikamentenüberdosierung kann nicht erfolgen
4) die Medikamente können nicht durch Verdauungsfermente inaktiviert werden

O A 1+2+4   O B 1+3   O C 1+4   O D 1+3+4   O E 1+2+3

---

241 = B   242 = A   243 = C

Verbandwechsel

> **Frage 244**
> Nennen Sie Indikationen, Ziele, Vorbereitung und Durchführung des aseptischen Verbandwechsels:

Indikationen
- alle primär aseptischen Wunden (Wunde ist relativ keimarm - in der Umgebung befinden sich Keime)
- Erneuerung des durch Blut und Sekret verunreinigten Verbandes

Ziele
- Erreichen einer komplikationslosen Wundheilung
- Verhinderung einer Kontamination der frischen Wunde
- Schutz für die Wunde

Vorbereitung
Raum
- Fenster schließen
- freie Arbeitsflächen schaffen
- ausreichende Beleuchtung

Patient
- Information über Art und Weise des Verbandwechsels sowie über evtl. auftretende Schmerzen oder Gerüche
- zweckmäßige Lagerung
- Freilegung der Wundfläche erst während des Verbandwechsels

Material
- steriles Material in Set's (Scheren, Pinzetten, Klemme, Kornzange, Sonden, Spatel, Drains, Tupfer, Kompressen, Watteträger, Abdecktücher, Handschuhe, usw.)
- sonstiges Material (Benzin, Äther, Schlauchmull, Binden, Pflasterverbände, Granulationssalben, Hautpflegemittel, Hände- und Hautdesinfektionsmittel)

Pflegeperson
- hygienische Händedesinfektion
- sterile Handschuhe
- evtl. Gesichtsschutz

Durchführung
- Verband freilegen
- äußeren Verband lösen (evtl. mit Handschuhen) und abwerfen
- mit Pinzette Wundverband entfernen und abwerfen

Allg. therapeutische Maßnahmen/Verbandwechsel

- Wundbesichtigung (Rötung, Sekretfluß, Schwellungen)
- evtl. Lochtuch auflegen
- Wunddesinfektion mit Watteträger oder Tupfer (mit Pinzette) von innen nach außen wischen (vom Ort der niedrigen Keimbesiedlung zum Ort der höheren Keimbesiedlung)
- Reinigung und Desinfektion der Wundumgebung
- Aufbringen evtl. angeordneter Medikamente
- neuen sterilen Verband auflegen (mit steriler Pinzette)
- Verband fixieren
- Patienten zurücklagern und zudecken
- Händedesinfektion
- Dokumentation

Frage 245
Nennen Sie Indikationen, Ziele, Vorbereitung und Durchführung des septischen Verbandwechsels:

Indikationen
- alle primär und sekundär septischen Wunden (Wunde ist stark mit Keimen besiedelt)
- Erneuerung des durch Blut, Eiter und Sekret verunreinigten Verbandes

Ziele
- Verhinderung einer Schmierinfektion auf Mitbewohner und Pflegepersonen
- Reinigen der Wunde
- psychische Unterstützung

Vorbereitung
Raum
- Fenster schließen
- freie Arbeitsflächen schaffen
- ausreichende Beleuchtung
Patient
- Information über Art und Weise des Verbandwechsels sowie über evtl. auftretende Schmerzen oder Gerüche
- zweckmäßige Lagerung
- Freilegung der Wundfläche erst während des Verbandwechsels
Material
- steriles Material in Set's (Scheren, Pinzetten, Klemme, Kornzangen, Sonden, Spatel, Tupfer, Kompressen, Watteträger, Abdecktücher, Handschuhe, usw.)
- sonstiges Material (Benzin, Äther, Schlauchmull, Binden, Pflaster-

verbände, Granulationssalben, Hautpflegemittel, Hände- und Hautdesinfektionsmittel)
Pflegeperson
- hygienische Händedesinfektion
- sterile Handschuhe
- evtl. Gesichtsschutz
- Schutzkittel anziehen

Durchführung
- Verband freilegen
- äußeren Verband lösen (mit Handschuhen) und abwerfen
- mit Pinzette Wundverband entfernen und abwerfen
- Wundbesichtigung (Rötung, Schwellung, Sekretfluß)
- evtl. Lochtuch auflegen
- Wunddesinfektion mit Watteträger oder Tupfer (mit Pinzette) von außen nach innen wischen (vom Ort der niedrigen Keimbesiedlung zum Ort der hohen Keimbesiedlung)
- Reinigung und Desinfektion der Wundumgebung
- Aufbringen evtl. angeordneter Medikamente
- neuen sterilen Verband auflegen (sterile Pinzette)
- Verband fixieren
- Patienten zurücklagern und zudecken
- Abfalltüte mit infizierter Wundauflage sofort verschließen
- Schutzkittel ablegen
- Händedesinfektion
- Dokumentation

Frage 246
Der aseptische Wundbereich wird gereinigt:

O A) mit Wischrichtung von innen nach außen
O B) mit Wischrichtung von außen nach innen
O C) wobei die Wischrichtung bei sonstigen sterilen Bedingungen unerheblich ist

246 = A

Allg. therapeutische Maßnahmen/Verbandwechsel

Frage 247
Bei einem septischen Verbandwechel:

O A) kann auf sterile Instrumente und Verbandmaterialien verzichtet werden, da die Wunde schon primär infiziert ist
Ø B) muß man die gleichen sterilen Kautelen fordern wie beim aseptischen Verbandwechsel
O C) reinigt man die Wunde mit einem Grobdesinfektionsmittel, um eine Kontamination sofort abzublocken

Frage 248
Bei einem Verbandwechsel wird die innere Wundauflage mit sterilen Instrumenten oder sterilen Handschuhen entfernt, da:

1) dieses Vorgehen für den Patienten schmerzfrei ist
2) sonst Keime von den Händen auf die Wunde gelangen können
3) sonst Keime von der Wunde die Hände kontaminieren können
4) der innere Verband meist sehr fest auf der Wunde klebt
5) dieses Vorgehen den Patienten beruhigt, und er sich dadurch entspannt

O A 1+2   O B 1+3+4   O C 2+3   Ø D 3+4+5   O E 1+5

Frage 249
Bei einer größeren Wunde wird ein Wundverband angelegt:

1) um eine Infektion zu verhindern
2) um einen Wundabschluß durchzuführen
3) um eine bedingte Ruhigstellung zu erreichen
4) um eine bedingte Stützung der Wunde und der Umgebung zu erreichen
5) um einen Wärmeverlust auszuschließen
6) um eine spontane Wundrandadaption zu erreichen
7) zur Erübrigung einer Wundversorgung

O A 1+2+3+4+5   O B 2+3+7   O C 1+3+6   Ø D 1+2+3+4   O E 2+6

247 = B   248 = C   249 = D

V. Krankheitslehre
Herz- und Kreislauferkrankungen

Frage 250
Nennen Sie koronare Herzerkrankungen:

Koronarsklerose
- Arteriosklerose der Herzkranzarterien (abnorme Ablagerungen von Lipiden, Bindegewebe und Kalk in der Gefäßwand

Koronarinsuffizienz
- Mangeldurchblutung des Herzmuskels (Mißverhältnis zwischen Sauerstoffangebot und Sauerstoffbedarf des Herzmuskels)

Angina pectoris
- plötzlich einsetzende heftige Schmerzen hinter dem Brustbein (Sekunden bis Minuten anhaltend)

Herzinfarkt
- Nekrose eines umschriebenen Herzmuskelbezirkes (Vorderwandinfarkt, Hinterwandinfarkt) infolge unzureichender oder fehlender Blutversorgung

---

Frage 251
Angina pectoris Anfall
Nennen Sie Ursachen, Verlauf, Symptome, Komplikationen, Therapie sowie pflegerische Maßnahmen:

Ursachen
- Arteriosklerose der Herzkranzgefäße
Risikofaktoren
- Bluthochdruck
- Rauchen
- hoher Cholesterin- und Fettgehalt des Blutes
- Diabetes mellitus
auslösende Faktoren
- erhöhter Sauerstoffbedarf des Herzmuskels
- psychische Belastung
- körperliche Belastung

- Kälte
- reichliche Nahrungsaufnahme

Verlauf
- Anfallhäufigkeit variiert von mehrmals täglich bis zu gelegentlichen Anfällen, die durch symptomfreie Intervalle von Wochen, Monaten oder Jahren getrennt sind
- Zunahme der Anfälle, verminderte Auslöseschwelle, längere Dauer oder Auftreten in Ruhe sind Vorboten eines akuten Herzinfarktes
- Abnahme der Anfälle weisen auf die Bildung eines koronaren Kollateral-Kreislaufes hin
- verläuft bei leichter kurzer Form ohne Schädigung des Herzmuskels
- schwerer langanhaltender Verlauf = Herzinfarkt

Symptome
- Schmerzen hinter dem Brustbein (Schmerzausstrahlung in die linke Schulter-Arm-Hand-Region)
- Gefühl der Brustenge (Angina = Enge)
- Vernichtungsgefühl
- Todesangst
- Atemnot
- Schweißausbruch
- blasse Haut
- Tachykardie
- Blutdruckanstieg
- Harndrang
- Übelkeit
- Erbrechen

Komplikationen
- rezidivierende Herzinfarkte
- plötzlicher Tod

Therapie
- Nitroglyzerin (Kaukapseln, Spray sublingual als Anfallstherapie)
- Kalzium - Antagonisten (bei Koronarspasmen)
- Beta-Rezeptorenblocker (bei Herzrhythmusstörungen)
- operative Maßnahmen (Aorto - koronarer Bypass)

pflegerische Maßnahmen
Beobachtung
- Beobachtung der Atmung (Atemnot, Erstickungsanfall)
- Pulsbeobachtung (Arrhythmien)

- Schmerzbeobachtung (gürtelförmiges Engegefühl um den Brustkorb und Schmerzen, die in die linke Schulter-Arm-Hand-Region ausstrahlen, Sekunden bis Minuten anhaltend)

Pflege
- körperliche Schonung
- Vermeidung von Erregungen (physische und psychische Belastungen können einen Anfall auslösen)
- psychische Betreuung während eines Anfalls (Bewohner ist sehr unruhig, hat Vernichtungsgefühl und Todesangst)
- Verabreichung von Nitrolingual-Kapseln oder Spray während des Anfalls (darauf achten, daß der Bewohner die Kapsel auch auslutscht)

Diät
- kalorienreduzierte Kost bei Übergewicht
- keine schweren Mahlzeiten

Frage 252
Akuter Herzinfarkt
Nennen Sie Ursachen, Verlauf, Symptome, Komplikationen, Therapie sowie pflegerische Sofortmaßnahmen:

Ursachen
- plötzlicher Verschluß eines Koronararterienastes durch eine Koronararterienthrombose oder eine akute ödematöse Verquellung eines arteriosklerotisch vorgeschädigten Herzkranzgefäßes
- Unterbrechung der Koronararteriendurchblutung von mehr als 20 Minuten

Risikofaktoren
- Bluthochdruck
- Übergewicht
- Bewegungsmangel
- Nikotinabusus
- Diabetes mellitus
- Gicht
- hoher Cholesterin- und Fettgehalt des Blutes
- Streß

Verlauf
Vorboten
- Angina-pectoris Anfälle
- häufig keine Vorboten

Lokalisation des Herzinfarktes
- Vorderwandinfarkt (Verschluß der linken Koronararterie)
- Hinterwandinfarkt (Verschluß der rechten Koronararterie)

- Seitenwandinfarkt, Septuminfarkt
Prognose
- bis 30% Letalität beim Erstinfarkt
- bis 40% Letalität beim Reinfarkt
- über 80% Letalität beim Zweitinfarkt
  (Zweitinfarkt = Infarkt in der akuten Phase des Erstinfarktes)

Symptome
- Stunden bis Tage anhaltender akut einsetzender Präkordialschmerz mit Ausstrahlungen in den linken Arm, Hals, Oberbauch oder Rücken (bessert sich nicht durch Bettruhe, spricht nicht auf Nitroglyzerin an)
- Todesangst, Vernichtungsschmerz
- akut auftretende Linksherzinsuffizienz mit Lungenödem und Atemnot
- kardiogener Schock mit Kaltschweißigkeit, fadenförmigem Puls, niedrigem Blutdruck, blaß-livider Haut, allgemeinen Schwächesymptomen
- ab 2. bis 9. Tag Temperaturen bis 39° Celsius
- ca. 15% der Herzinfarkte verlaufen als "stumme Myokardinfarkte" ohne Symptomatik

Komplikationen
Sofortkomplikationen
- kardiogener Schock
- Kammerflimmern
- Herzstillstand
Spätkomplikationen
- Herzinsuffizienz

Therapie
Akutbehandlung
- Intensivüberwachung und Intensivtherapie im Krankenhaus
Langzeitbehandlung
- Antikoagulantientherapie
- Reduzierung der Risikofaktoren

pflegerische Maßnahmen
Sofortmaßnahmen
- Arztruf
- Vitalwertkontrollen (Puls, Blutdruck)
- absolute Bettruhe
- Lagerung mit leicht erhöhtem Oberkörper
- flache Lagerung bei kardiogenem Schock
- evtl. Sauerstoffzufuhr
- Schutz gegen Wärmeverlust

- intensive Zuwendung (Bewohner ist sehr unruhig, hat Vernichtungsgefühl und Todesangst; Aufregung und Anstrengung vermeiden; psychische und körperliche Belastungen vermeiden)

Maßnahmen nach der Krankenhausakutbehandlung
- Überwachung der Antikoagulantientherapie (Medikamentenapplikation und Laborkontrollen nach ärztlicher Anordnung)
- Beobachtung auf Nebenwirkungen der Antikoagulantientherapie (Nasenblutungen, Zahnfleischblutungen, Blutbeimengungen im Urin oder Stuhl)
- aufbauendes Training (individuelle Steigerung)
- Thromboseprophylaxe

Diät
- kalorienarm
- fettarm
- natriumarm
- kohlensäurehaltige Getränke vermeiden

Frage 253
Nennen Sie die Formen der Herzinsuffizienz (kardiale Dekompensation):

---

akute Herzinsuffizienz
akutes Linksherzversagen
- plötzliches Versagen des linken Herzens mit akutem Druckanstieg im Lungenkreislauf

akutes Rechtsherzversagen
- plötzliche Überlastung des rechten Herzens mit Einflußstauungen vor dem rechten Herzen

chronische Herzinsuffizienz
chronische Linksherzinsuffizienz
- Leistungsschwäche des linken Herzens mit erhöhtem Füllungsdruck in der linken Herzkammer, Dilatation der linken Kammer und Lungenstauung

chronische Rechtsherzinsuffizienz
- Überbelastung des rechten Herzens mit erhöhtem Füllungsdruck in der rechten Herzkammer, Dilatation der rechten Kammer und gesteigertem Venendruck

doppelseitige (globale) Herzinsuffizienz
- Insuffizienz des gesamten Herzmuskels mit geringer Leistungsfähigkeit, Dilatation beider Ventrikel sowie Stauungen vor dem rechten und linken Herzen

Frage 254
Rechtsherzinsuffizienz
Nennen Sie Ursachen, Verlauf, Symptome, Therapie sowie pflegerische Maßnahmen:

Ursachen
akutes Rechtsherzversagen
- Lungenembolie
- Spontanpneumothorax

chronisches Rechtsherzversagen
- chronisches Lungenemphysem
- chronische Bronchitis
- Asthma bronchiale
- Pulmonalsklerose
- Folgen einer Linksherzinsuffizienz
- Klappenfehler

Verlauf
- mit nachlassender Leistung des Herzmuskels setzen die nachfolgenden Kompensationsmechanismen ein:
  1. Hypertrophie der Herzmuskelfasern
  2. Dilatation der Herzhöhlen
  3. Tachykardie
- mit zunehmender Insuffizienz entwickelt sich meist über Jahre die subjektive Symptomatik
- im Akutstadium entwickeln sich die Symptome schnell und zumeist dramatisch
- Einteilung (Klassifizierung) der Herzinsuffizienz in Schweregrade nach den Richtlinien der New York Heart Association:

Schweregrad I   Patienten, die in Ruhe und unter Belastung ohne Beschwerden sind
Schweregrad II   Patienten, deren Leistungsfähigkeit ab einer mittelschweren körperlichen Belastung eingeschränkt ist
Schweregrad III   Patienten, welche schon bei geringen Belastungen deutlich eingeschränkt sind, in Ruhe jedoch keine Beschwerden haben
Schweregrad IV   Patienten, die schon unter Ruhebedingungen Beschwerden haben

Symptome
chronische Rechtsherzinsuffizienz
- Müdigkeit
- Abgeschlagenheit

- Leistungsminderung
- Blutstau vor dem rechten Herzen
- gestaute Hals-, Arm- und Halsvenen
- Leberstauung mit Rückstau in das Pfortadergebiet
- gastrointestinale Symptome (Meteorismus, Obstipation, Appetitlosigkeit, Unverträglichkeit bestimmter Speisen, Stauungsgastritis)
- Stauungsniere (Eiweißausscheidung im Urin)
- verminderte Urinproduktion (Nykturie = vermehrtes nächtliches Wasserlassen)
- Flüssigkeitsaustritt in das Unterhautzellgewebe (Knöchelödeme, Beinödeme, Ödeme im Steißbereich = Anasarka)
- Aszites
- Pleuraergüsse
- Stauungsmilz (Druckschmerz) im linken Oberbauch)
- Zyanose (Gesicht, Akren)
- Uhrglasnägel
- Trommelschlegelfinger

akute Rechtsherzinsuffizienz
- Kreislaufschock durch akuten Abfall des Herzzeitvolumens
- periphere Zyanose
- feucht kalte Extremitäten
- Tachykardie
- Atemnot

Therapie
- Beseitigung auslösender Ursachen

medikamentöse Therapie
- Herzglykoside
- Diuretika
- Kaliumsubstitution
- Antikoagulantien
- Katecholamine

pflegerische Maßnahmen
Beobachtung
- Beobachtung der Atmung (Dyspnoe, Orthopnoe)
- Pulsbeobachtung (Tachykardie, Bradykardie, Extrasystolen, Zwillingspuls)
- Blutdruckkontrollen
- Beobachtung der Haut (Beinödeme, Sakralödeme, Zyanose, Uhrglasnägel, Trommelschlegelfinger, Subikterus)
- Appetitlosigkeit, Übelkeit, Erbrechen (Stauungsgastritis)
- Beobachtung auf Digitalisüberdosierungserscheinungen (Übelkeit, Erbrechen, Durchfall, Rot-Gelb-Grün-Sehen, Pulsveränderungen, Zwillingspuls)

- Gewichtskontrollen
- Kontrolle der Ein- und Ausfuhr
- Urinbeobachtung (Oligurie, Nykturie, Proteinurie)

Pflege
- Oberkörperhochlagerung, halb sitzend, evtl. Kissen unter die Arme legen
- gute Körperpflege (Hilfestellung geben, Patient darf sich nicht anstrengen)
- gute Mundpflege (Patient hat einen trockenen Mund)
- psychische Betreuung: Patient ist unruhig, hat Atemnot und Angstzustände, Aufregungen fernhalten
- evtl. Sauerstoffzufuhr (durch Nasensonde)
- evtl. Legen eines Dauerkatheters
- Atemgymnastik

Prophylaxen
- Dekubitusprophylaxe (Ödeme)
- Thromboseprophylaxe
- Kontrakturenprophylaxe (Spitzfuß)
- Bronchitis- und Pneumonieprophylaxe (der Rücken des Patienten darf nicht abgeklopft werden)
- Harnwegsinfektionsprophylaxe bei liegendem Blasenverweilkatheter
- Parotitisprophylaxe
- Soorprophylaxe
- Obstipationsprophylaxe (gute Stuhlregulierung, Patient darf sich bei der Darmentleerung nicht anstrengen)

Diät
- natriumarm
- kaliumreich
- keine blähenden Speisen
- häufig kleine Mahlzeiten
- Flüssigkeitsbeschränkung
- evtl. Reis-Obsttage

Frage 255
Linksherzinsuffizienz
Nennen Sie Ursachen, Verlauf, Symptome, Therapie sowie pflegerische Maßnahmen:

Ursachen
- koronare Durchblutungsstörungen
- Myokardinfarkt
- Herzwandaneurysma

- Herzrhythmusstörungen
- Herzklappenfehler
- Arteriosklerose
- Hypertonie

Verlauf
- mit nachlassender Leistung des Herzmuskels setzen die nachfolgenden Kompensationsmechanismen ein:
  1. Hypertrophie der Herzmuskelfasern
  2. Vergrößerung der Herzhöhlen
  3. Tachykardie
- mit zunehmender Insuffizienz entwickelt sich meist über Jahre die subjektive Symptomatik
- im Akutstadium entwickeln sich die Symptome schnell und zumeist dramatisch
- Einteilung (Klassifizierung) der Herzinsuffizienz nach den Richtlinien der New York Heart Association:

Schweregrad I   Patienten, die in Ruhe und unter Belastung ohne Beschwerden sind

Schweregrad II   Patienten, deren Leistungsfähigkeit ab einer mittelschweren körperlichen Belastung eingeschränkt ist

Schweregrad III   Patienten, welche schon bei geringen Belastungen, in ihrer Belastungsfähigkeit deutlich eingeschränkt sind, in Ruhe jedoch keine Beschwerden haben

Schweregrad IV   Patienten, die schon unter Ruhebedingungen Beschwerden haben

Symptome
- eingeschränkte körperliche Belastbarkeit
- Schlaflosigkeit
- Zyanose
- Stauungsbronchitis
- Dyspnoe
- Tachypnoe
- Husten (Expektoration von schaumig, häufig blutigem Sputum)
- Orthopnoe bei Flachlagerung
- diffuse, grobblasige Rasselgeräusche bei der Atmung

Komplikationen
- Asthma-cardiale-Anfälle (Herzklopfen, Angstgefühl und starke Atemnot im Schlaf) durch Stauungen im Lungenkreislauf
- Rechtsherzinsuffizienz (durch gestaute Lungengefäße)
- stark ausgeprägtes Lungenödem mit akuter Lebensbedrohung (Cheyne-Stokes-Atmung)

Therapie
- Beseitigung der auslösenden Ursachen
medikamentöse Therapie
- Herzglykoside
- Diuretika
- Sedativa
- Antikoagulantien
- Bronchosekretolytika

pflegerische Maßnahmen
Beobachtung
- Beobachtung der Atmung (Tachypnoe, Dyspnoe, Orthopnoe, nächtliches Auftreten von plötzlicher Atmenot, Asthma cardiale)
- Cheyne-Stokes-Atmung (bei schwerer Linksherzinsuffizienz)
- Patient hat chronischen Hustenreiz mit Atemnot, Trachealrasseln (bei Lungenödem)
- Beobachtung des Sputums (rostbrauner Auswurf, schaumig-blutig bei Lungenödem)
- Hautbeobachtung (Zyanose)
- Pulsbeobachtung (Puls ist tachykard und arrhythmisch)
- Ein- und Ausfuhrkontrolle

Pflege
- Oberkörperhochlagerung, fast sitzend, Kissen unter die Arme legen, Beintieflagerung
- gute Körperpflege (Patient darf sich nicht anstrengen, Hilfestellung geben)
- Mundpflege
- Bronchialtoilette (evtl. absaugen)
- evtl. inhalieren lassen - Atemgymnastik
- evtl. Sauerstoffzufuhr (Nasensonde)
- evtl. Legen eines Blasenverweilkatheters
- psychische Betreuung: Patient ist sehr unruhig, hat hochgradige Atemnot und Angst vor nächtlichen Anfällen

Prophylaxen
- Dekubitusprophylaxe
- Soor- und Parotitisprophylaxe
- Thromboseprophylaxe
- Bronchitis- und Pneumonieprophylaxe (der Rücken des Patienten darf nicht abgeklopft werden)
- Obstipationsprophylaxe (Stuhlregulierung, Patient darf sich nicht anstrengen)
- Harnwegsinfektionsprophylaxe bei liegendem Dauerkatheter

Diät
- natriumarm
- kaliumreich
- Flüssigkeitseinschränkung
- keine blähenden Speisen
- häufig kleine Portionen

Frage 256
Kreislaufkollaps
Nennen Sie Ursachen, Verlauf, Symptome, Komplikationen, Therapie sowie pflegerische Maßnahmen:

Ursachen
Ohnmacht
= plötzlicher Blutdruckabfall und mangelhafte Gefäßanpassung bei Lageveränderungen
- orthostatische Regulationsstörungen (vegetative Labilität, endokrine Störungen)
- reflektorische Vasodilatation (psychische Einwirkungen, Vagusreizungen)

Schock
= unzulängliche Durchblutung der Kreislaufperipherie mit Zentralisation des Kreislaufes auf Gehirn, Herz und Lunge
- Verminderung der zirkulierenden Blutmenge (Blutverlust, Plasmaverlust, Elektrolytverlust)
- verminderte Herzleistung (Herzinfarkt, Lungenembolie)
- toxische Ursachen (Sepsis, Vergiftungen)
- Anaphylaktischer Schock (allergische Reaktion)

Verlauf
- der zeitliche Verlauf ist abhängig von der Therapie und der zugrunde liegenden Ursache
- die meisten Schockarten erstrecken sich über Stunden bis Tage
- die Spätprognose, nach Beherrschen der Kreislaufinsuffizienz, wird bestimmt durch die Organschäden (Gehirn, Nieren)

Symptome
- Blässe (kalte, meist feuchte Haut)
- Schweißausbruch
- Tachykardie
- subjektives Kältegefühl
- Unruhe (später Bewußtseinseintrübung bis Bewußtlosigkeit)
- Durstgefühl, Brechreiz, Erbrechen, Stuhldrang

- Blutdruckabfall
- flache schnelle Atmung
- Oligurie bis Anurie
- träge, weite Pupillen

Komplikationen
- Schockniere
- Aspiration
- irreversible Hirnschädigungen
- Atemstillstand
- Herzstillstand

Therapie
medikamentöse Therapie
- Volumensubstitution (bei Hypovolämie)
- Bluttransfusion (bei schweren Blutungen)
- Digitalis (bei kardiogenem Schock)

pflegerische Maßnahmen
Beobachtung
- Hautbeobachtung (blasse kalte Haut, klebriger Schweiß)
- leere Venen
- Pulsbeobachtung (Puls ist tachykard, fadenförmig)
- Blutdruckkontrolle (Blutdruckabfall)
- Beobachtung der Diurese (Stundenurin)
- Übelkeit - Erbrechen
- Beobachtung der Atmung (flach, beschleunigt)
- Beobachtung der Infusion

Pflege
- Trendelenburg'sche Lagerung (Kopf tief, Beine hoch)
- Autotransfusion
- Patienten gut zudecken (Wärmeverlust vermeiden)
- Freihalten der Atemwege
- Sauerstoffzufuhr (Nasensonde)
- Legen eines Blasenverweilkatheters
- sorgfältige Körperpflege
- Mundpflege
- psychische Betreuung: Patient hat eine innere Unruhe, ein subjektives Kältegefühl, oft ist das Bewußtsein getrübt

Prophylaxen
- Bronchitisprophylaxe
- Pneumonieprophylaxe (Aspirationspneumonie)
- Harnwegsinfektionsprophylaxe (Blasenverweilkatheter)

Frage 257
Essentieller Bluthochdruck
Nennen Sie Ursachen, Verlauf, Symptome, Komplikationen, Therapie sowie pflegerische Maßnahmen:

Ursachen
- über die Entstehung ist wenig Verbindliches bekannt (konstitutionell)
- es besteht eine Engstellung der Arteriolen, die zu einer Widerstandserhöhung im großen Kreislauf führt
- Manifestierung der Anlage durch äußere Einflüsse (Streß, Konfliktsituationen, Überernährung)

Verlauf
- nach Definitionen der WHO liegt eine Hypertonie vor, wenn der Blutdruck systolisch 160 mm Hg und diastolisch 96 mm Hg überschreitet
- Einteilung nach klinischen Symptomen:

Stadium 1   leichte, labile Hypertonie ohne Organbeteiligung (RR 140/90 mm Hg)
Stadium 2   mäßig schwere, noch nicht stabile Hypertonie ohne Organveränderungen aber mit starken subjektiven Beschwerden (Schwindel, Kopfschmerzen)
Stadium 3   schwere, überwiegend stabile Hypertonie mit manifesten Nierenschädigungen
Stadium 4   schwere, maligne Hypertonie mit Arteriolennekrose der Nierengefäße, Niereninsuffizienz, Netzhautödemen
- prognostisch ungünstige Faktoren sind Übergewicht, Nikotinabusus, Fettstoffwechselstörungen, Herzhypertrophie, Diabetes mellitus

Symptome
- Schwindel
- Kopfschmerzen (morgens)
- Ohrensausen
- Nasenbluten
- Nervosität
- roter Kopf

Komplikationen
- Linksherzhypertrophie
- Linksherzinsuffizienz (Asthma cardiale, akutes Lungenödem)
- Koronarsklerose (Herzinfarkt)
- Apoplexie
- Niereninsuffizienz
- Netzhautveränderungen

Therapie
medikamentöse Therapie
- Beta-Rezeptorenblocker
- Saluretika
- Vasodilatatoren

psychosomatische Therapie
- Psychotherapie
- autogenes Training
- Entspannungstechniken

pflegerische Maßnahmen
Beobachtung
- Beobachtung der Atmung (Patient ist kurzatmig und hat Atemnot)
- häufige Puls- und Blutdruckkontrollen
- Schmerzbeobachtung (Patient klagt über Kopfschmerzen und Schwindelgefühl)
- Nasenbluten
- Hautbeobachtung (Gesichtsröte)
- häufige Gewichtskontrollen
- Ein- und Ausfuhrkontrollen

Pflege
- Krankengymnastik
- Entspannungsübungen
- dosiertes körperliches Training
- psychische Betreuung: Patient regt sich leicht auf

Diät
- natriumarm
- kaliumreich
- kalorienreduziert bei Übergewicht
- Verminderung des Fettverzehrs (gesättigte, gegen mehrfach ungesättigte Fettsäuren austauschen
- Reis-, Obst- oder Safttage
- evtl. Flüssigkeitseinschränkung
- Vermeiden von Nikotin
- Vermeiden von Koffein
- Vermeiden von Alkohol

Frage 258
Arteriosklerosis obliterans
Nennen Sie Ursachen, Verlauf, Symptome, Komplikationen, Therapie sowie pflegerische Maßnahmen:

Ursachen
- herdförmige Ablagerungen von Fett- und Eiweißkörpern, Bindegewebsfasern und Cholesterin vorwiegend in der Intima der Arterien

Risikofaktoren
- Fettleibigkeit, Hypertonie, Nikotin, Bewegungsmangel, Hyperlipidämie, Gicht, Diabetes mellitus, Fettstoffwechselstörungen, Hyperthyreose

Verlauf

Stadium I Arterienpuls nicht mehr tastbar, es bestehen noch keine Beschwerden

Stadium II im Ruhezustand ausreichende Durchblutung über Umgehungskreisläufe (Kollateralen), unter Belastung entwickelt sich eine hochgradige Durchblutungsnot mit Schmerzen und Krämpfen in der Wade, die zum Stehenbleiben zwingen; nach wenigen Minuten Ruhe schwindet der Schmerz und der Kranke kann wieder eine bestimmte Wegstrecke zurücklegen (intermittierendes Hinken)

Stadium III Ruheschmerz im Bereich der Haut oder der Muskulatur vor allem in Horizontallage der Gliedmaßen; vorübergehendes Nachlassen der Beschwerden bei herabhängender Extremität

Stadium IV durch vollständigen Zusammenbruch der Sauerstoff- und Substratversorgung entwickeln sich Nekrosen oder Gangräne an den Zehen, an der lateralen Fußkante, über dem äußeren Knöchel, in der Fersenregion und am Unterschenkel

Symptome
- entsprechen der Durchblutungsminderung (Stadium I - IV)

Komplikationen
- Nekrosenbildungen im betroffenen Organ bzw. Körperabschnitt:

Herz	=	Herzinfarkt
Gehirn	=	Schlaganfall
Niere	=	Schrumpfniere
Darm	=	Darminfarkte
Auge	=	Erblindung
Extremitäten	=	Unterschenkelgangrän

Therapie
- Ausschalten der Risikofaktoren

medikamentöse Therapie
- Vasodilatantien (Injektion oder Infusion)
- Analgetika
- lokale Antibiotikabehandlung (bei Gangrän)

operative Therapie
- Ausschälplastik
- Bypass - Operation
- lumbale Sympathektomie
- chirurgische Nekrosenentfernung
- Amputation (bei Gangrän)

Physiotherapie
- aktives Gefäßtraining
- Gehübungen

pflegerische Maßnahmen
Beobachtung
- Schmerzbeobachtung
  Stadium I = Schmerzen in der Wade nach einer bestimmten Gehstrecke (Parästhesien, Kälte- und Schweregefühl in der betroffenen Extremität)
  Stadium II = Ruheschmerz in der Muskulatur bei Horizontallage der Beine und bohrende Schmerzen im Fußgewölbe
- Hautbeobachtung: zyanotisch und marmoriert an der betroffenen Extremität; Entstehung einer trockenen Gangrän mit mumifizierten Stellen an den Zehen und im Vorfußbereich; Drucknekrosen an der Ferse; feuchtes Gangrän mit stark sezernierenden Wunden, die sich schnell ausbreiten
- Beobachtung und Kompression (kleinen Sandsack auflegen) der Einstichstelle nach einer intraarteriellen Injektion

Pflege
- Tieflagerung der Extremitäten
- Warmhalten der Extremität durch lockeren Watteverband
- keine Kälte- oder Wärmeanwendung
- Schutz vor Druck und Einschnürungen (Reifenbahre über die Beine stellen)
- sorgfältige Fußpflege
- Vorsicht bei der Pediküre
- Vermeidung von Verletzungen
- Aufstreuen von Antibiotikapuder auf mumifizierte Stellen
- Anlegen eines leichten, luftdurchlässigen Verbandes
- Reinigung der sezernierenden, infizierten Gangrän mit antiseptischen Lösungen

- psychische Betreuung: Patient hat besonders nachts quälende Schmerzen und findet keinen Schlaf; er läßt das erkrankte Bein aus dem Bett hängen; das Absterben von Gewebe wird von ihm mit Angst, Schrecken und Besorgnis wahrgenommen und verfolgt

---

Frage 259
Akute Extremitätenembolie
Nennen Sie Ursachen, Verlauf, Symptome, Komplikationen, Therapie sowie pflegerische Sofortmaßnahmen:

Ursachen
- Thromben aus dem Herzen
- Thromben von der Aortenwand
- arterielle Thrombosen (arteriosklerotische Gefäßwandveränderungen)

Verlauf
- Thromben lösen sich und werden ohne Vorzeichen in periphere Gefäße geschleudert
- akutes Krankheitsgeschehen mit Schocksymptomatik
- akute Gliedmaßenverschlüsse führen unbehandelt zur Nekrose

Symptome
- plötzlich peitschenschlagartiger Schmerz
- kalte, pulslose Extremität
- anfänglich blasse, später zyanotische Haut
- Parästhesien oder Hypoästhesien
- Lähmung der Extremität
- Schocksymptomatik

Komplikationen
- Amputation nach nekrotischer Ulzeration
- Schock

Therapie
operative Maßnahmen
- operative Entfernung des Embolus (Embolektomie)
- Amputation
medikamentöse Therapie
- medikamentöse Auflösung des Embolus (Lyse)

pflegerische Sofortmaßnahmen
- Arztruf

- Tieflagerung der Extremität
- Anlegen eines locken Watteverbandes
- keine Kälte- oder Wärmeanwendung
- Beobachtung des Patienten auf Schocksymptome (Blutdruck, Puls, Atmung Aussehen, Bewußtseinslage)
- psychische Betreuung: intensive Zuwendung (Patient hat starke Schmerzen, die an Intensität zunehmen, ferner ein Kälte- und Taubheitsgefühl in der betroffenen Extremität; aktive Bewegungen werden unmöglich; in wenigen Stunden kann sich eine Nekrose ausbilden)

Frage 260
Akute Phlebothrombose der tiefen Beinvenen
Nennen Sie Ursachen, Verlauf, Symptome, Komplikationen, Therapie sowie pflegerische Maßnahmen:

Ursachen
- Verlangsamung der Blutströmung (Bewegungsmangel, Krampfadern, Adipositas, Lähmungen, Frakturen, örtliche Abflußbehinderungen, hohes Alter, Rechtsherzinsuffizienz)
- höhere Gerinnungsneigung des Blutes (Vermehrung der Thrombozyten)
- Schädigungen der Gefäßwand (entzündlich, degenerativ, traumatisch, allergisch)

Verlauf
akute Thrombophlebitis
- Thrombenbildung in entzündlichen Venen
- tritt überwiegend an oberflächlichen Venen mit den Symptomen Wärme, Rötung, Verdickung und Schmerzhaftigkeit auf
- Symptomatik klingt nach einigen Wochen ab
- führt selten zu Komplikationen

akute Phlebothrombose
- Thrombenbildung in nicht entzündlichen Venen
- tritt auf in tiefen Beinvenen und kann zu Komplikationen und Spätfolgen führen
- Symptomatik verschwindet nach mehreren Wochen durch Ausbildung eines ausreichenden Kollateralkreislaufes
- pathologisch-anatomisch verwächst der Thrombus mit der Gefäßwand und führt bis zu einer teilweisen Rekanalisation zu einem venösen Abflußhindernis

Symptome
- bei bettlägerigen Bewohnern oft klinisch stumm

- nächtliche Wadenkrämpfe, die bei Hochlagerung verschwinden
- Schweregefühl und Spannungen im erkrankten Bein
- dumpfe Schmerzen im Verlauf der tiefen Venen der Wadenmuskulatur
- Wadenschmerzen beim Stehen, die sich während des Gehens bessern
- Zyanose des betroffenen Beines
- Ödeme, zuerst in Gelenknähe, später bis zur Leistengegend
- lokale Schmerzhaftigkeit der Fußsohle
- verstärkte Hautvenen-Zeichnung
- subfebrile Temperaturen

Komplikationen
- Lungenembolie
- Postthrombotisches-Syndrom (chronisch-venöse Insuffizienz durch Verlegung oder Kompression der Venen oder Schlußunfähigkeit der Venenklappen nach Erweiterung der Venen)

Therapie
medikamentöse Therapie
- Fibrinolytika
- Antikoagulantien (Heparin - Marcumar)

operative Maßnahmen
- Entfernung der Thromben (Thrombektomie)

pflegerische Maßnahmen
Beobachtung
- Hautbeobachtung (Bein ist zyanotisch marmoriert und ödematös geschwollen)
- Schmerzbeobachtung (Schweregefühl, ziehende oder krampfartige Schmerzen in der Tiefe der Extremität, Waden- und Fußsohlenschmerz)
- Pulsbeobachtung (Puls ist tachykard)
- Beobachtung der Körpertemperatur (subfebrile Temperaturen)
- Beobachtung auf Nebenwirkungen der Antikoagulantientherapie (Nasenbluten, Zahnfleischblutungen, Blutbeimengungen im Urin oder Stuhl)

Pflege
- absolute Bettruhe
- Oberkörperflachlagerung
- Fußende des Bettes hochstellen
- Ruhigstellung und Hochlagerung der betroffenen Extremität
- kühle Alkoholumschläge
- evtl. leichtes Auftragen von heparinisierenden Salben
- sehr sorgfältige Pflegeverrichtungen (Betten, Körperpflege sowie das Hochheben der Beine muß langsam und nicht ruckartig geschehen)
- Anpassen und Anziehen von Kompressionsstrümpfen (nach Abschwellen

des Beines)
- langsame Mobilisation
Prophylaxen
- Obstipationsprophylaxe (für mühelose Darmentleerung sorgen)
- Bronchitis-Pneumonieprophylaxe (Rücken darf nicht abgeklopft werden)
- evtl. Dekubitusprophylaxe

Frage 261
Lungenembolie
Nennen Sie Ursachen, Verlauf, Symptome, Komplikationen sowie pflegerische Sofortmaßnahmen:

Ursachen
- Verschleppung eines Thrombus in das Lungenarteriensystem mit nachfolgender Verstopfung einer Lungenarterie
- Grundkrankheiten sind: Herzinsuffizienz, Herzinfarkt, Venenthrombosen, Thrombophlebitiden

Verlauf
- abhängig von der Größe des verschleppten Gerinnsels
- kleine Lungenembolien können ohne Symptome verlaufen
- schwere Embolien führen zum Schock oder sofortigen Tode
- bei Verschluß einer Lungenendarterie kommt es zur Lungennekrose
- bei Verschluß einer großen Lungenarterie kommt es zum Druckanstieg im kleinen Kreislauf mit Überlastung des rechten Herzens (akutes Cor pulmonale)

Symptome
Akutphase
- schlagartige Schmerzen in der Brust
- plötzliche Atemnot
- Zyanose und Blässe
- Übelkeit
- Brechreiz
- Schweißausbruch
- Schocksymptome (Tachykardie, Hypotonie)
- Halsvenenstauung
nach Überleben der Akutphase (nach 12-24 Stunden)
- Husten (Bluthusten)
- Schmerzen beim Atmen
- Fieber

Komplikationen
- Tod durch akutes Rechtsherzversagen oder reflektorisch ausgelösten Spasmus sämtlicher Lungenarterien
- Infarktpneumonie
- Pleuraerguß
- Lungenabszeß

pflegerische Sofortmaßnahmen
- Arztruf
- Oberkörperhochlagerung
- Kopftieflagerung (bei Schock)
- Sauerstoffzufuhr (Nasensonde, Maske)
- psychische Betreuung: intensive Zuwendung (Patient ist sehr ängstlich, ruhelos, er hat starke Schmerzen, Atemnot und ist oftmals stark verwirrt)

Frage 262
Bei einer Linksherzinsuffizienz kommt es primär zu Stauungen:

⊗ A) in der Lunge
O B) in der Leber
O C) im Magen-Darm-Bereich
O D) in den Beinen

Frage 263
Begünstigende Faktoren für das Fortschreiten der Arteriosklerose:

1) Zigarettenrauchen
2) erhöhter Cholesterinspiegel im Blut
3) Diabetes mellitus
4) Unterernährung
5) Gicht
6) Hypertonie
7) Hypotonie

O A 1+2+3+5+7   ⊗ B 1+2+3+5+6   O C 1+2+3+4   O D 4+5+6

---

262 = A   263 = B

Frage 264
Schocksymptome sind:

1) Hypoämie der Haut
2) Bradykardie *langsamer Puls*
3) Hypotonie ↓ RR
4) Tachykardie *schneller Puls*
5) Hyperämie der Haut
6) Hypertonie

O A 1+2+3   O B 2+5+6   O C 2+3+5   O D 1+3+4   O E 1+2+6

Frage 265
Symptome einer Linksherzinsuffizienz:

1) Atemnot
2) gestaute Halsvenen
3) Stauungsbronchitis
4) Stauungsgastroenteritis
5) Aszites
6) Zyanose

O A 1+3+6   O B 2+4+5   O C 2+3+6   O D 1+3+5   O E 3+5+6

Frage 266
Symptome beim Herzinfarkt (akutes Geschehen):

1) Schock
2) Schmerzen unter dem Brustbein
3) Inkontinenz
4) Lähmungserscheinungen im Bereich der unteren Extremitäten

O A 1+2   O B 2+3   O C 2+4   O D 2+3+4   O E 1+4

---

264 = D   265 = A   266 = A

Frage 267
Allgemeintherapeutische Maßnahmen bei Hypertonie sind:

1) Nikotinverbot
2) ausreichende Nachtruhe
3) Erhöhung der Kochsalzzufuhr
4) vermehrte Flüssigkeitszufuhr

O A 1+3   O B 1+2   O C 1+4   O D 1+3+4   O E 2+3

Frage 268
Ordnen Sie den aufgeführten Erkrankungen die klassische Therapie zu:

Liste 1
1) Schmerzmittel, Beruhigungsmittel, Sauerstoff, Heparin
2) Digitalis, Diuretika, Diät
3) Nitroglyzerin

Liste 2
a) Angina pectoris-Anfall
b) Herzinfarkt
c) Herzinsuffizienz (Herzmuskelinsuffizienz)

O A = a1, b2, c3   O B = a2, b3, c1   O C = a1, b3, c2   O D = a3, b1, c2

Frage 269
Die Herzinsuffizienz führt:

1) zum venösen Rückstau
2) zur Hypertonie
3) zur Abnahme des Herzschlagvolumens
4) zur Erhöhung des Herzminutenvolumens
5) zur Bradykardie

O A 1+3   O B 1+4   O C 1+3+5   O D 2+3+4   O E 3+4+5

---

267 = B   268 = D   269 = A

Frage 270
Ordnen Sie die aufgezählten Symptome der zutreffenden Gefäßerkrankung zu:

Liste 1
1) dumpfer Schmerz
2) plötzlicher, starker Schmerz
3) Blässe und Kälte der betroffenen Extremitäten
4) betroffene Extremität: livide, warm, geschwollen
5) Ödeme, beginnend in Gelenknähe
6) verstärkte Hautvenenzeichnung
7) Pulslosigkeit der betreffenden Extremität

Liste 2
a) tiefe Beinvenenthrombose   b) arterielle Embolie im Bein

O A = a1,5,6 b2,3,4,7   O B = a2,3,4,7 b1,5,6

Frage 271
Symptome einer Digitalisüberdosierung sind:

1) Übelkeit und Erbrechen
2) vermehrte Urinausscheidung
3) Gelbsehen
4) Zwillingspuls (Bigeminie)
5) Tachykardie

O A 1+2+3   O B 2+4+5   O C 1+3+4   O D 4+5   O E 1+2+5

Frage 272
Patienten mit einer Rechtsherzinsuffizienz:

1) werden mit erhöhtem Oberkörper gelagert
2) werden in Kopftieflage gelagert
3) erhalten flüssigkeitsarme und natriumarme Kost
4) erhalten natriumarme und eiweißarme Kost
5) werden mit Herzglykosiden und Diuretika behandelt

O A 2+3+5   O B 2+4+5   O C 1+4+5   O D 4+5   O E 1+3+5

| 270 = A | 271 = C | 272 = C |

Frage 273
Pflegerische Maßnahmen bei einem Patienten mit frischem Herzinfarkt:

1) Kopftieflagerung, wenn sich der Patient in einem Schockzustand befindet
2) sofortige Verabreichung von Opiaten
3) Überwachung der Vitalzeichen (Puls, Blutdruck, Atmung, Hautfarbe)
4) Patient wird mit erhöhtem Oberkörper gelagert, wenn Schocksymptome auftreten
5) sofortiger Arztruf
6) sofortige körperliche Aktivierung des Patienten

O A 1+3+5   O B 2+3+4   O C 2+3+4+5   O D 4+6   O E 1+2+6

Frage 274
Pflegerische Maßnahmen bei Patienten mit akuter Extremitätenembolie:

1) Hochlagern der betroffenen Extremität
2) Tieflagerung der betroffenen Extremität
3) Patienten auffordern, die Extremität(en) aktiv zu bewegen
4) Anlegen eines lockeren Watteverbandes
5) Beobachtung des Patienten auf Schocksymptome
6) Anlegen feuchtwarmer Wadenwickel
7) betroffene Extremität sofort abbinden

O A 1+6   O B 2+7   O C 3+5   O D 2+4+5   O E 2+5+6

Frage 275
Pflegerische Maßnahmen bei Patienten mit einer Rechtsherzinsuffizienz:

1) Beobachtung des Patienten auf Digitalisunverträglichkeitsreaktionen
2) Oberkörperhochlagerung
3) reichliche Flüssigkeitszufuhr
4) uneingeschränkte Natriumzufuhr
5) Dekubitusprophylaxe
6) Legen eines Dauerkatheters

O A 2+3+4   O B 1+2+5+6   O C 3+4+5   O D 1+2+5   O E 1+3+4

---

273 = A   274 = D   275 = D

Erkrankungen des Blutes

> **Frage 276**
> **Akute Blutungsanämie**
> Nennen Sie Ursachen, Verlauf, Symptome, Komplikationen, Therapie sowie pflegerische Maßnahmen:

Ursachen
massive Blutungen durch
- Ruptur großer Gefäße
- Spontanruptur von Ösophagusvarizen
- hämorrhagische Diathesen

Verlauf
- hängt von der Schnelligkeit und der Menge des Blutverlustes ab
- klinische Erscheinungen sind nach einem akuten Blutverlust von über einem Liter nachweisbar
- akute Lebensgefahr besteht bei einem Blutverlust von über 2 Litern
- gute Prognose, wenn die Blutungsquelle gestillt werden kann und sofortiger Ersatz des verlorengegangenen Blutes erfolgt

Symptome
- Schwäche
- Unruhe
- Müdigkeit
- Durst
- Ohrensausen
- Schwindel
- schneller, weicher Puls
- beschleunigte Atmung
- Blutdruckabfall unter 100 mm Hg systolisch
- Sehstörungen
- Krampfanfälle
- Bewußtlosigkeit

Komplikationen
- hämorrhagischer Schock
- Exitus

Therapie
medikamentöse Therapie
- Volumenauffüllung - Schocktherapie

therapeutische Eingriffe
- Beseitigung der Blutungsquelle - Blutstillung

pflegerische Maßnahmen
Beobachtung
- Beobachtung des Blutverlustes
- Beobachtung des Patienten auf Schocksymptome
- regelmäßige Kontrolle der Vitalzeichen (Puls, Blutdruck, Atmung)
- Kontrolle der Urinausscheidung

Pflege
- Arztruf
- evtl. Kopftieflagerung (bei Schock)
- gute Körperpflege
- sorgfältige Mundpflege (Aspirationsgefahr)
- behutsames Vorgehen beim Betten und beim Wäschewechsel
- psychische Betreuung: intensive Zuwendung in der Akutphase, Patient ist unruhig und hat Angstzustände

---

Frage 277
Therapie bei Eisenmangelanämien:

O A) Zufuhr von Vitamin B 12
O B) Bluttransfusionen
O C) orale oder parenterale Eisenzufuhr
O D) Verabreichung von Antibiotika und Glukokortikoiden

Frage 278
Symptome einer akuten Blutungsanämie sind:

1) Atemnot
2) Tachykardie
3) Hautblässe
4) Bradykardie
5) Hypertonie
6) Schweißausbruch

O A 1+2+3+6   O B 1+3+4+6   O C 4+5+6   O D 3+4+6   O E 2+3+5

---

277 = C   278 = A

Erkrankungen der Atmungsorgane

> **Frage 279**
> **Nennen Sie die Erkrankungen der oberen Atemwege:**

akuter Schnupfen (Rhinitis acuta)
- akute Schwellung der Nasenschleimhaut mit vermehrtem Sekretfluß und Behinderung der Atmung

chronischer Schnupfen
- chronische Nasenschleimhautentzündung durch Scheidewandverkrümmungen oder exogene Noxen (Heuschnupfen)

fieberhafte Infekte der oberen Luftwege
- akute virusbedingte Entzündungen der Nasenschleimhaut, Kehlkopfschleimhaut, Trachealschleimhaut

mit den Symptomen
- Husten, Schnupfen, Schluckbeschwerden, Heiserkeit, schleimiger Auswurf, Fieber und allgemeiner Abgeschlagenheit

chronische Bronchitis
- Husten, Auswurf, Atemnot seit mindestens 2 Jahren (pro Jahr wenigstens 3 Monate) verursacht durch exogene Faktoren (Rauchen, Luftverschmutzung, Klimaveränderungen, Staub, Pollen, Gase, Virusinfekte) und endogene Faktoren (IgA-Mangel)

einfache chronische Bronchitis
- chronischer Husten mit schleimigem Auswurf (Raucherhusten)

eitrige chronische Bronchitis
- chronischer Husten mit dauernd oder intermittierend eitrigem Auswurf

obstruktive chronische Bronchitis
- chronische Bronchitis mit einer generalisierten Verengung der intrapulmonalen Atemwege

Asthma bronchiale
- anfallsweise auftretende Atemnot durch Verengung der bronchialen Atemwege

Bronchiektasen
- Ausweitung der Bronchien mit den Symptomen: chronischer Husten, morgendliche "maulvolle Expektoration" und Fieber

Frage 280
Asthma bronchiale
Nennen Sie Ursachen, Verlauf, Symptome, Komplikationen, Therapie sowie pflegerische Maßnahmen:

Ursachen
- Pollen von Bäumen, Gräsern, Kräutern
- Sporen von Pilzen
- Hausstaub (Milben)
- Tierhaare
- Nahrungsmittel (Farbstoffe, Erdbeeren, Milch)
- Waschmittel
- Medikamente
- Quecksilber, Chrom, Nickel

sonstige Ursachen
- Neurosen
- Virusinfekte
- Pilzinfekte
- Anstrengung

Verlauf
- überempfindliche Reaktion des Bronchialsystems mit Verengungen (Obstruktionen) durch:

    a) Bronchospasmus
    b) Ödembildung und Schwellung
    c) Bildung eines zähen, glasigen Schleims
    d) Kollaps der Bronchien (bei alten Menschen)

- zwischen den Anfällen besteht in der Regel Beschwerdefreiheit
- Status asthmaticus = schwerer Anfall, der über Stunden bis Tage anhält (akute Lebensgefahr)

Symptome
- plötzlich einsetzende Atemnot (anfallsartig)
- schwere Atemnot (exspiratorische Dyspnoe) trotz Betätigung der Atemhilfsmuskulatur
- pfeifende Atemgeräusche (exspiratorischer Stridor)
- Erstickungsgefühl, Angst (Patient sitzt oder steht)
- Zyanose
- Tachykardie
- Abhusten eines glasigen fadenziehenden Schleims zum Ende des Anfalls

Komplikationen
- Status asthmaticus
- Lungenemphysem
- Cor pulmonale (Rechtsherzversagen)
- Spontanpneumothorax

Therapie
medikamentöse Therapie
- Sedativa
- Kortikoide
- Bronchospasmolytika
- Expektorantien
- Antihistaminika

Physiotherapie
- Aerosoltherapie
- Atemübungen

pflegerische Maßnahmen
Beobachtung
- Beobachtung der Atmung (anfallsartige schwere Atemnot mit pfeifendem Atemgeräusch)
- Beobachtung des Sputums (nach einem Anfall wird zäher, fadenziehender glasiger Schleim abgehustet)
- Hautbeobachtung (Patient ist blaß, schweißbedeckt, in schweren Fällen zyanotisch)

Pflege
- Oberkörperhochlagerung
- Kissen unter die Arme legen (Erleichterung der Atmung)
- gute Körperpflege
- sorgfältige Mundpflege
- ausreichende Flüssigkeitszufuhr
- Zufuhr von frischer Luft
- evtl. Anfeuchten der Zimmerluft (Luftbefeuchter)
- Patienten inhalieren lassen
- psychische Betreuung: intensive Zuwendung während eines Anfalls; Patient sitzt angsterfüllt um Luft ringend, mit aufgestützten Armen aufrecht im Bett; Aufregung und körperliche Anstrengung können einen Anfall auslösen

Prophylaxen
- Bronchitis- und Pneumonieprophylaxe
- Thromboseprophylaxe
- Soor-, Stomatitis- und Parotitisprophylaxe
- Obstipationsprophylaxe

Frage 281
Pneumonie
Nennen Sie Ursachen, Verlauf, Symptome, Komplikationen, Therapie sowie pflegerische Maßnahmen:

Ursachen
Ursachen primärer Pneumonien
- Bakterien
- Viren
- Pilze (Soor)
- Allergene

Ursachen sekundärer Pneumonien
- Kreislaufstörungen (Lungenstauungen, Lungenödem, Lungeninfarkt)
- Bronchusveränderungen (Bronchiektasen, Bronchialkarzinom)
- Aspiration (Fremdkörper, Mageninhalt, Blut, Sondenkost)
- toxische Ursachen (Urämie)

Verlauf
- akut oder chronisch verlaufende Entzündung der Lunge mit vorwiegendem Befall des Alveolarraumes oder des Interstitiums
- primäre Pneumonien = durch Erreger hervorgerufene Lungenentzündungen ohne Vorschädigungen der Lunge
- sekundäre Pneumonien = Lungenentzündung entwickelt sich auf dem Boden einer vorgeschädigten Lunge
- Lobärpneumonie = Entzündung eines Lungenlappens
- Bronchopneumonie = Entzündung im Verbreitungsgebiet eines oder mehrerer großer Bronchialäste

Symptome
- mäßiges bis hohes Fieber
- Schüttelfrost
- starkes Schwitzen
- Husten
- Auswurf (rostbraun, blutig)
- Tachypnoe
- Atemnot
- Zyanose
- Thoraxschmerzen
- Tachykardie
- Kopfschmerzen
- schweres Krankheitsgefühl
- Auftreten eines Herpes labialis

Krankheitslehre/Erkrankungen der Atmungsorgane

Komplikationen
- Lungenabszeß
- Lungengangrän
- Pleuraempyem
- Bronchiektasen
- Myokarditis
- Herz-Kreislauf-Versagen

Therapie
medikamentöse Therapie
- Antibiotika
- Antitussiva
- Bronchospasmolytika
- Expektorantien
- Sekretolytika

Physiotherapie
- Atemgymnastik
- Inhalationstherapie
- Anfeuchten der Atmungsluft (Ultraschallvernebler)
- evtl. Wadenwickel (bei hohem Fieber)

pflegerische Maßnahmen
Beobachtung
- Beobachtung der Atmung (Schonatmung, schnell, oberflächlich, stoßweise)
- Pulsbeobachtung (Puls ist klein und tachykard)
- Blutdruckkontrollen
- Hautbeobachtung (Gesicht ist gerötet, evtl. zyanotisch, Patient schwitzt stark)
- Zunge ist trocken und belegt, an Wangen und Lippen tritt ein Herpes labialis auf
- Temperaturbeobachtung (subfebrile Temperaturen oder Schüttelfrost und hohes kontinuierliches Fieber)
- Patient hat quälende Hustenanfälle und rostbraunen Auswurf

Pflege
- strenge Bettruhe
- Oberkörperhochlagerung
- Kissen unter die Arme legen (Erleichterung der Atmung)
- Zufuhr von frischer Luft
- evtl. Anfeuchten der Zimmerluft
- gute Körperpflege
- häufiger Wäschewechsel
- sorgfältige Mundpflege, Lippenpflege

- Nasenpflege (Nasensonde)
- angepaßte Ernährung (leicht verdaulich, evtl. flüssig, vitaminreich, kaloriengerecht, flüssigkeitsreich)
- Sauerstoffzufuhr (Nasensonde)
- gute Bronchialtoilette
- Patienten inhalieren lassen
- Einreiben mit hyperämisiernden Salben (Brust)
- psychische Betreuung: intensive Zuwendung in der Akutphase; Patient ist schwerkrank, unruhig, hat Angstzustände und oftmals Fieberdelirien

Prophylaxen
- Dekubitusprophylaxe
- Soor-, Parotitis- und Stomatitisprophylaxe
- Thromboseprophylaxe
- Spitzfußprophylaxe
- Obstipationsprophylaxe

Frage 282
Stauungslunge (Lungenödem)
Nennen Sie Ursachen, Verlauf, Symptome, Komplikationen, Therapie sowie pflegerische Maßnahmen:

Ursachen
- plötzliche Vermehrung der serösen Flüssigkeiten in den Alveolen oder im interstitiellen Lungengewebe durch:

1. Anstieg des Lungenkapillardruckes über den kolloidosmotischen Druck (Linksherzversagen durch z.B. einen Herzinfarkt)
2. Absinken des kolloidosmotischen Druckes unter den Lungenkapillardruck (Hungerzustände, Leberzirrhose, nephrotisches Syndrom)
3. erhöhte Durchlässigkeit der alveo-kapillaren Membran (toxisch-infektiöse Einflüsse durch z.B. Bakterien, Viren, Gase)

Verlauf
- abhängig von der Ausgangslage und der Ätiologie
- akutes Lungenödem = dramatisch und höchst bedrohliches Geschehen mit ausgeprägter Symptomatik
- subakutes Lungenödem = langsame Entwicklung der klinischen Symptome
- Asthma cardiale = beginnendes Lungenödem
- chronisches Lungenödem = ohne ausgeprägte Symptomatik, meist bei älteren Menschen mit Linksherzinsuffizienz

Symptome
- Dyspnoe
- Zyanose
- Tachypnoe
- rasselnde und röchelnde Atmung
- schweißbedecktes Gesicht
- Todesangst
- Erstickungsgefühl
- starke Unruhe (Patient sitzt im Bett)
- Puls und Blutdruck sind abhängig von der Grunderkrankung

Komplikationen
- sekundäre bakterielle Besiedlung der Lunge (pulmonale Sepsis)
- Exitus

Therapie
- besteht aus Sofortmaßnahmen und Behandlung der Grundkrankheit

Sofortmaßnahmen
- Diuretika
- Vasodilatatoren
- Antihistaminika
- unblutiger Aderlaß

pflegerische Maßnahmen
Beobachtung
- Beobachtung der Atmung (zunehmende Atemnot, brodelndes Atemgeräusch, lautes Trachealrasseln)
- Beobachtung des Sputums (Husten, reichlich schaumiger, blutiger Auswurf)
- Pulsbeobachtung (Puls ist tachykard)
- Blutdruckkontrollen
- Hautbeobachtung (Zyanose, Schweißausbruch, kalter klebriger Schweiß)
- Ein- und Ausfuhrkontrollen
- psychische Betreuung: Patient ist sehr unruhig, stark erregt und hat Angstzustände; Anfälle treten meistens nachts oder in den frühen Morgenstunden auf

Pflege
- Oberkörperhochlagerung
- Beintieflagerung
- Sauerstoffzufuhr (Nasensonde)
- unblutiger Aderlaß
- Körperpflege und Wäschewechsel sorgfältig und für den Patienten schonend durchführen

Frage 283
Welches sind die typischen klinischen Symptome des Asthma-Anfalls:

1) Fieber
2) Lufthunger mit verlängerter Ausatmung
3) Erstickungsangst
4) gelblicher Auswurf
5) Beanspruchung der Atemhilfsmuskulatur

O A 1+2+4   O B 2+4   O C 2+3+5   O D 1+2   O E 3+4

Frage 284
Charakteristisches Symptom für das Asthmatikersputum:

O A) grau-glasig, fadenziehend
O B) blutig
O C) grün
O D) rostig
O E) zwetschgenbrühartig

Frage 285
Symptome beim Lungenödem:

1) hochgradig rasselnde Atmung
2) Bluterbrechen
3) Dyspnoe
4) schaumiges Sputum

O A 1+2+3   O B 1+3+4   O C 2+3+4   O D 2+4   O E 1+2

Frage 286
Bronchiektasen sind:

O A) Aussackungen der Bronchienwand
O B) Entzündungen der Bronchialschleimhaut
O C) Verschlüsse der Bronchien
O D) Verkrampfungen der kleinen Bronchien

| 283 = C | 284 = A | 285 = B | 286 = A |

Frage 287
Welche Beschwerden verursacht ein Lungenemphysem:

1) heftige, stechende Schmerzen bei jedem Atemzug
2) Kurzatmigkeit
3) Husten bei Raumtemperaturwechsel
4) hohes remittierendes Fieber

O A 2+3 O B 1+2 O C 1+2+3 O D 3+4 O E 2+3+4

Frage 288
Sofortmaßnahmen der Pflegeperson bei einem Patienten mit Lungenödem:

1) den Patienten aufsetzen und beruhigen
2) den Patienten flach lagern in stabiler Seitenlage und beruhigen
3) Überprüfung der Urinausscheidung
4) Fenster öffnen
5) sofortige Volumenauffüllung (Autotransfusionslagerung)
6) Sauerstoffzufuhr
7) den Arzt benachrichtigen

O A 1+4+6+7 O B 2+4+6+7 O C 1+4+5+6+7 O D 2+3+4 O E 1+3+5+6

Frage 289
Welche Maßnahmen sind beim akuten Asthmaanfall angezeigt:

1) flache Lagerung des Patienten
2) Oberkörperhochlagerung
3) Verabreichung von Bronchospasmolytika
4) Kissen unter die Arme des Patienten legen, zur Erleichterung der Atmung

O A 2+3+4 O B 1+3+4 O C 1+3 O D 1+4

---

287 = A   288 = A   289 = A

Erkrankungen des Verdauungstraktes

> **Frage 290**
> **Nennen Sie die Erkrankungen der Speiseröhre und deren typischen Symptome:**

Achalasie
- organische, neuromuskuläre Erkrankung im Bereich der glatten Muskulatur der Speiseröhre mit Störungen der normalen Ösophagusperistaltik und fehlender Erschlaffung des Schließmuskels am Mageneingang

Symptome
- Schmerzen beim Schlucken (= Dysphagie), Druckgefühl, retrosternale Schmerzen und Regurgitation

Ösophagusdivertikel
- sackartige Ausbuchtung der Speiseröhrenwand

Symptome
- Schmerzen beim Schlucken, Fremdkörpergefühl und Regurgitation

Ösophagitis
- Entzündung der Speiseröhrenschleimhaut durch Säuren, Laugen oder als Begleitsymptom bei Gastritis und Hiatushernie

Symptome
- Schmerzen beim Schlucken und retrosternales Brennen

Ösophagusvarizen
- Erweiterung der Speiseröhrenvenen bei Pfortaderstauungen (Leberzirrhose)

Symptome
- akut einsetzendes Bluterbrechen (Schock) und Teerstühle

> **Frage 291**
> **Akute Gastritis**
> **Nennen Sie Ursachen, Symptome, Komplikationen und Therapie:**

Ursachen
- Diätfehler
- übermäßiger Alkohol- und Nikotingenuß
- zu kalte oder zu heiße Speisen
- starker Kaffee
- bakterielle Noxen (Gastroenteritis)
- Aufregung (Reizmagen)

Symptome
- Völlegefühl
- Magenschmerzen
- Appetitmangel
- Übelkeit
- Erbrechen
- belegte Zunge
- Mundgeruch
- Sodbrennen
- allgemeines Krankheitsgefühl

Komplikationen
- Übergang zur chronischen Gastritis (Ulkuskrankheit)
- Enteritis

Therapie
- Nahrungskarenz
- strenge Diät (Tee, Zwieback, Haferschleim)
- lokale Wärmeanwendung
- Lokalbehandlung mit Azulon, Kamillosan, Antazida

Frage 292
Ulkuskrankheit
Nennen Sie Ursachen, Verlauf, Symptome, Komplikationen, Therapie sowie pflegerische Maßnahmen:

Ursachen
- nicht genau bekannt
- Gefäßtheorie = Resistenzverminderung von Schleimhautbezirken infolge gestörter lokaler Durchblutung
- peptische Theorie = peptische Erosionen infolge einer vermehrten Magensaftsekretion mit hohem HCL- und Pepsingehalt und einem niedrigen Schleimgehalt
- Entzündungstheorie = Entstehung von Erosionen und Ulzera auf dem Boden einer Gastritis

begünstigende Faktoren
- Erbanlagen
- psychische Belastungen (Streßulkus)
- Nikotinmißbrauch
- schwere Verbrennungen
- massive Infekte
- Medikamente (Corticoide, Phenylbutazon)

Verlauf
- abhängig von Sitz, Häufigkeit, Tiefe und Komplikationen

Sitz des Ulkus
- Magengeschwür (Ulcus ventriculi)
- Zwölffingerdarmgeschwür (Ulcus duodeni)
- Leerdarmgeschwür (Ulcus pepticum jejuni) entsteht nach Magenresektionen (im Anastomosenbereich)

Tiefe des Ulkus
- Erosionen = oberflächliche Schleimhautdefekte
- Ulkus = Gewebsdefekt bis in die Muskelschicht
- Ulcus penetrans = Gewebsdefekt, der bis in die freie Bauchhöhle durchbrochen ist

Symptome
- Magenschmerzen (krampfartig, drückend, kneifend) abhängig von der Nahrungsaufnahme
- Frühschmerz = unmittelbar nach der Nahrungsaufnahme (Ulcus ventriculi)
- Nüchternschmerz (Nachtschmerz) = bessert sich nach der Nahrungsaufnahme (Ulcus duodeni)
- uncharakteristische dyspeptische Beschwerden
- Sodbrennen
- periodische Häufung der Ulkusbeschwerden im Frühling und Herbst

Komplikationen

Ulkusblutung
- durch Zerstörung eines Blutgefäßes

Symptome
- Teerstühle
- Bluterbrechen
- kaffeesatzartiges Erbrechen
- Blutungsschock

offene Perforation
- Ulkusdurchbruch in die freie Bauchhöhle

Symptome
- plötzlich vernichtende Oberbauchschmerzen
- Kreislaufkollaps
- brettharter Bauch (Peritonitis)
- Luftsichel unter dem Zwerchfell (röntgenologisch sichtbar)

gedeckte Perforation (Penetration)
- Ulkusdurchbruch in die Nachbarorgane (Bauchspeicheldrüse, Milz, Leber, Dickdarm)

Symptome
- lokaler Dauerschmerz mit Ausstrahlung in den Rücken
- Gewichtsabnahme

Pylorusstenose
- Einengung des Magenausgangs durch narbige Schrumpfungen oder Schwellungen der Schleimhaut

Symptome
- Völlegefühl
- schwallartiges Erbrechen größerer Mengen älterer Speisen
- Gewichtsabnahme
- Exsikkose

maligne Entartung
- Übergang des Magengeschwürs in ein Magenkarzinom (keine maligne Entartung des Duodenalgeschwürs)

Symptome
- Gewichtsverlust
- chronische Magenblutungen
- zunehmende Anämie

Therapie
medikamentöse Therapie
- Antazida
- Cimetidin (Tagamet)
- Schockbekämpfung

operative Maßnahmen
- selektive Vagotomie
- Teilresektionen (Billroth I und Billroth II)

pflegerische Maßnahmen
Beobachtung
- Schmerzbeobachtung (krampfartige Schmerzen in der Magengegend; je nach Sitz des Ulkus Nüchternschmerz oder Schmerzen nach dem Essen, evtl. auch nachts auftretend)
- Übelkeit
- Völlegefühl
- saures Aufstoßen

Beobachtung bei Ulkusblutungen
- Erbrechen von kaffeesatzartigem Blut (Hämatemesis)
- Stuhlbeobachtung (Teerstühle)
- Vitalzeichenkontrolle (Puls, Blutdruck, Atmung)
- Beobachtung des Patienten auf Schocksymptome

Pflege
- Bettruhe
- angepaßte Ernährung: kleine Mahlzeiten, etwa alle 2-3 Stunden langsam essen und gut kauen, Patient sollte die Speisen meiden, die ihm Beschwerden bereiten
- psychische Betreuung: Angst, Spannung und Ärger können krampfartige, heftige Schmerzen auslösen; Unruhe und Aufregung vom Patienten fernhalten; intensive Betreuung in der Akutphase

Pflege bei Ulkusblutung
- Arztruf (Verlegung in ein Krankenhaus)
- Flachlagerung oder Seitenlagerung (bei Schock)
- Hochlagerung oder Lagerung in Sitzstellung (bei bewußtseinsklaren Patienten)
- evtl. Eisblase auf die Magengegend (kontinuierlich)
- absolute Nahrungskarenz

Frage 293
Diarrhoe
Nennen Sie Ursachen, Symptome und Therapie:

Ursachen
akute Diarrhoe
- virale Infektionen (Echo-Viren, Coxackie-Viren)
- bakterielle Infektionen (Salmonellen, Shigellen, Tuberkelbakterien, Staphylokokken)
- Pilzinfektionen (Candida albicans nach Antibiotikatherapie)
- parasitäre Infektionen (Würmer)
- Intoxikationen (Schwermetalle, Alkohol, Herzglykoside, Antibiotika)

chronische Diarrhoe
- Reizkolon
- organische Darmerkrankungen (Colitis ulcerosa, Kolondivertikulitis)
- Malabsorptionssyndrome
- Laxantienabusus
- Pankreaserkrankungen
- Nahrungsmittelallergien

Symptome
- flüssig-breiige Stuhlentleerungen
- übelriechende, weißlich-gelbliche oder grünliche Stühle
- Blut-, Schleim- und Eiterbeimengungen
- Erbrechen
- krampfartige abdominelle Schmerzen
- Brechdurchfall
- Druckempfindlichkeit des Abdomens
- Fieber
- Schwäche
- Hypotonie
- Austrocknung (Dehydratation)
- verminderte Urinausscheidung
- belegte Zunge

Therapie
kausale Therapie
- Behandlung der Grunderkrankung (z.B. Antibiotikabehandlung bei bakteriellen Erkrankungen)

symptomatische Therapie
- Substitution der Flüssigkeitsverluste (Tee, parenterale Zufuhr von Elektrolytlösungen)
- Diät: Tee, Zwieback für 24 Stunden, dann leicht verdauliche Kohlenhydrate
- Gabe von Absorbtionsmitteln (Kohle) und Antiperistaltika
- Verbot von Alkohol, Nikotin, Kaffee und Fruchtsäften

Frage 294
Obstipation
Nennen Sie Ursachen, Symptome und Therapie:

Ursachen
verzögerte Darmpassage
- mangelhafter Dehnungsreiz (ballaststarme Nahrung)
- organische Wanderkrankungen (Tumoren, chronische Entzündungen)
- funktionelle und organische Nervenstörungen
- Medikamentenwirkung (Opiate, Ganglienblocker, Antidepressiva)
- Fieber, Bettruhe, Ortswechsel

gestörte Defäkationsmechanismen
- Schwäche der Bauchpresse (Emphysem, Aszites, Adipositas)
- Erkrankungen des Analkanals (Hämorrhoiden, Entzündungen, Tumoren)
- Unterdrückung des Defäkationsreflexes

Symptome
- seltene Darmentleerungen
- Druckgefühl im Unterbauch
- Blähungen im rechten Unterbauch
- Schmerzen bei der Stuhlentleerung
- harter knorriger Stuhl

Therapie
- Behandlung der ursächlichen Erkrankung
- Erziehung des Darmes zur regelmäßigen Stuhlentleerung
- körperliches Training (Gymnastik zur Kräftigung der Bauchmuskulatur)
diätetische Maßnahmen
- ballastreiche Kost
- ausreichende Flüssigkeitszufuhr
- Vermeidung von stopfenden Speisen
medikamentöse Maßnahmen
- Quellmittel
- salinische Mittel
- Gleitmittel
- Suppositorien

Frage 295
Mechanischer und paralytischer Ileus
Nennen Sie Ursachen, Symptome und Therapie:

Ursachen
mechanischer Ileus
- Lumenverengungen (Strikturen, Gallensteine, Kotsteine, Kompressionen)
- Obstruktion durch Adhäsion
- Hernien
- Invagination
- Volvulus

paralytischer Ileus
- peritoneale Reizungen (Peritonitis)
- Gefäßverschluß (Thrombose und Embolie der Mesenterialgefäße)
- extraabdominale Ursachen (Nierenversagen, Kaliumverluste, Coma diabeticum)

Symptome
mechanischer Ileus
- heftige, wehenartige Leibschmerzen
- Erbrechen (z.T. Koterbrechen)

- Stuhl- und Windverhaltung
- Meteorismus
- Schocksymptomatik
- mit zunehmender peritonealer Reizung = Abwehrspannung des Abdomens
- röntgenologisch zeigt die Abdomenübersichtsaufnahme (im Stehen) zahlreiche Flüssigkeitsspiegel
- auskultatorisch = verstärkte Darmgeräusche

paralytischer Ileus
- Bauchschmerzen
- Abwehrspannung der Bauchdecke
- berührungsempfindliche Bauchdecke
- Erbrechen
- Stuhl- und Windverhaltung
- zunehmender Meteorismus
- verfallenes Aussehen
- tiefliegende Augen
- spitze, kalte Nase
- Blässe
- Schocksymptomatik
- auskultatorisch = fehlende Darmgeräusche (Totenstille im Bauchraum)
- röntgenologisch zeigt die Abdomenübersichtsaufnahme (im Stehen) zahlreiche Flüssigkeitsspiegel

Therapie
mechanischer Ileus
- Schockprophylaxe
- operative Beseitigung oder Umgehung eines mechanischen Hindernisses
- Wiederherstellung der Passage
- Wiederherstellung normaler Durchblutungsverhältnisse im Darm und Mesenterium
- Entlastung des Darmes durch Absaugen, Fistel oder Anus praeter

paralytischer Ileus
- vollständige Nahrungskarenz
- Anregung der Darmperistaltik (Prostigmin, Schwenkeinlauf)
- Darmrohr
- Schockprophylaxe
- Beseitigung der auslösenden Ursachen

> **Frage 296**
> **Leistenhernien**
> Nennen Sie Definitionen, Ursachen, Arten, Symptome, Komplikationen und Therapie:

Definitionen
Hernie
= Vorfall von Eingeweideanteilen mit parietalem Peritoneum durch eine Bauchwandlücke
Bruchpforte
= Bauchwandlücke, durch die der Bruch austreten kann
Bruchsack
= Vorbuchtung des parietalen Bauchfells
Bruchinhalt
= Darm (meist Dünndarm), Netz
reponible Hernie
= zurückdrückbare Hernie
irreponible Hernie
- nicht zurückdrückbare Hernie
inkarzerierte Hernie
= eingeklemmte Hernie

Ursachen
- angeboren (indirekte Hernien)
- erworben (indirekte und direkte Hernien) durch eine Atrophie des Stützgewebes und Erhöhung des intraabdominellen Drucks (Pressen, Heben, Aszites, usw.)

Arten
indirekte Hernie
- tritt am inneren Leistenring in den Leistenkanal ein
- Bruchpforte befindet sich oberhalb des Leistenbandes und verläuft seitlich der Gefäße und des Samenstranges bzw. des runden Mutterbandes durch den Leistenkanal
- Bruchkanal verläuft schräg durch die Bauchwand
- Bruchsack ist verklebt oder reicht bis zum Hoden bzw. zu den großen Schamlippen
direkte Hernie
- tritt unter Umgehung des inneren Leistenrings in den Leistenkanal ein
- Bruchpforte befindet sich oberhalb des Leistenbandes an einer schwachen Stelle (nicht am Durchtritt des Samenstranges bzw. runden Mutterbandes)
- Bruchkanal verläuft senkrecht durch die Bauchwand
- Bruchsack tritt am äußeren Leistenkanal aus

Krankheitslehre/Erkrankungen des Verdauungstraktes

Schenkelhernie
- Bruchpforte befindet sich unterhalb des Leistenbandes
- Brucksack tritt in der Leistenbeuge aus
- Schenkelhernien treten überwiegend bei Frauen auf

Symptome
- leichte ziehende Schmerzen
- uncharakteristische Bauchbeschwerden
- evtl. Verdauungsstörungen
- verstärkte Beschwerden beim Husten, Niesen, Heben
- tastbarer Brucksack
- Dysurie bei Schenkelhernie

Komplikationen
- Inkarzeration (Einklemmung) von Darm oder Netz führen zum Ileus, zur Perforation und Infektion
- Kotstauung und Koteinklemmung
- Darmwandnekrose
- Schmerzen

Therapie
- operativer Verschluß der Bruchpforte
- konservative Behandlung mit Bruchband nur bei Bewohnern, die nicht operiert werden können

---

Frage 297
Akuter Bauch
Nennen Sie Ursachen, Symptome und Therapie:

Ursachen
- mechanischer Ileus
- akute Appendizitis
- Perforation und Verletzung (Magen, Darm, Gallenblase)
- Mesenterialinfarkt
- abdominelle Blutungen
- Pankreatitis
- Peritonitis

Symptome
- Bauchschmerzen
- Krescendoschmerz oder peristaltiksynchrone Kolik
- Abwehrspannung der Bauchdecke (Entlastungs- oder Loslaßschmerz)

- Kreislaufverfall (Schockzustand)
- Tachykardie
- starker Meteorismus (Trommelbauch)
- gestörte Magen-Darm-Motorik
- Übelkeit, Erbrechen (reflektorisches Überlauferbrechen)
- charakteristischer Gesichtsausdruck (fahles Aussehen, spitze Nase, halonierte Augen)

Therapie
- Arztruf
- strenge Bettruhe (Schocklagerung)
- vollständige Flüssigkeitskarenz
- keine Schmerzmittelgabe vor der ärztlichen Untersuchung
- Bekämpfung des Schockzustandes
- psychische Betreuung
- operative oder konservative Beseitigung der auslösenden Ursachen

---

Frage 298
Innere Hämorrhoiden
Nennen Sie Definitionen, Ursachen, Symptome, Komplikationen und Therapie:

Definitionen
innere Hämorrhoiden
- knotenförmige Erweiterungen der arteriellen und venösen Gefäße des Darmausgangs (Plexus haemorrhoidales)

äußere Hämorrhoiden
- thrombosierte Venen unter der Perianalhaut, die bei Anstrengung der Bauchpresse zerreißen können

Ursachen
- lokale Infektionen (Proktitis)
- jahrelange Obstipation
- einseitige ballastarme Ernährung
- Mastdarmtumoren

Symptome
Stadium I
- hellrote Blutung ohne Schmerzen
- Stuhldranggefühl
Stadium II
- beim Pressen Vorwölbung von Knoten

- nach Darmentleerung stark schmerzhafter Prolaps
- prolabierter Knoten reponiert spontan
- keine oder nur geringe Blutungen

Stadium III
- Größenzunahme der Hämorrhoiden
- Vortäuschung von äußeren Hämorrhoiden
- Vorfall beim Stehen und Gehen
- Knoten können manuell wieder reponiert werden
- Gefahr der starken Blutung
- Gefahr der Inkarzeration

Stadium VI
- Analprolaps (nicht mehr reponible Hämorrhoiden)

Komplikationen
- massive Blutung im Stadium I
- schmerzhafte Inkarzeration eines prolabierten Knotens im Stadium II und III
- akute Hämorrhoiden-Thrombose

Therapie
konservativ
- Gewichtsreduktion
- Vermeiden von blähenden Speisen
- Vermeidung von Alkoholexzessen
- Stuhlregulierung
- Analhygiene (häufige Waschungen, Sitzbäder nach dem Stuhlgang, kalte Analduschen)
- Umschläge mit Borwasser oder Kamille
- lokale Salbenanwendung oder Suppositorien (mit Lokalanästhetika, Adstringenzien, Kortisonzusatz)

operativ
- Verödung durch Injektion von Chininlösung
- Verödung durch Infrarotkoagulation
- Hämorrhoidenexstirpation

Frage 299
Die Gärungsdyspepsie entsteht durch:

O A) ungenügende Kohlenhydratverdauung
O B) ungenügende Eiweißverdauung
O C) ungenügende Fettverdauung

Frage 300
Symptome des mechanischen Ileus:

1) Meteorismus
2) Totenstille im Bauchraum
3) wehenartige Leibschmerzen
4) Erbrechen (z.T. Koterbrechen)
5) gespannte bis harte Bauchdecke
6) Stuhl- und Windverhaltung

O A 2+3+4+6   O B 3+4+5   O C 3+5   O D 1+3+4+6   O E 2+5+6

Frage 301
Meteorismus bedeutet:

O A) vermehrter Abgang von Darmgasen
O B) vermehrter Gasgehalt im Magen-Darmtrakt
O C) Plätschergeräusche im Darm

Frage 302
Der Nüchternschmerz ist typisch für:

O A) ein Magengeschwür
O B) ein Zwölffingerdarmgeschwür
O C) eine Nierenkolik
O D) eine Pankreasentzündung
O E) eine akute Appendizitis

---

299 = A   300 = D   301 = B   302 = B

Krankheitslehre/Erkrankungen des Verdauungstraktes 175

Frage 303
Ursachen der Obstipation:

1) schlackenarme Kost
2) Salmonellosen
3) Intoxikationen (Alkohol, Blei)
4) Hämorrhoiden
5) Hyperthyreose
6) Fieber und Bettruhe

O A 1+4+6   O B 2+3+4   O C 3+4+5   O D 2+3+4   O E 3+5+6

Frage 304
Diarrhoen entstehen durch eine:

1) verstärkte Darmperistaltik
2) verminderte Darmperistaltik
3) beschleunigte Magen-Darm-Passage
4) verlangsamte Magen-Darm-Passage
5) erhöhte Resorptionsleistung
6) mangelhafte Resorptionsleistung
7) verminderte Darmsekretion
8) gesteigerte Darmsekretion

O A 1+3+6+8   O B 2+4+5+7   O C 1+3+5+7   O D 2+4+6+8

Frage 305
Der Körper wird bei schweren Durchfällen am stärksten geschädigt durch:

O A) Eiweißmangel
O B) verminderte Nährstoffresorption
O C) Wasser- und Elektrolytverlust
O D) Fermentverlust

303 = A   304 = A   305 = C

Frage 306
Ein Patient mit einer akuten Magenblutung:

1) wird flach gelagert
2) wird sitzend gelagert
3) hat absolute Nahrungskarenz
4) darf Speiseeis essen

O A 2+3   O B 2+4   O C 1+3   O D 1+4

Frage 307
Die Darmtätigkeit bei Patienten mit einem Anus praeter (Stoma):

O A) kann von außen nicht angeregt werden
O B) kann nur durch eine mechanische Reizung erfolgen
O C) kann durch vorsichtiges Anspülen mit Glyzerin und Wasser durch ein dünnes, kurzes Darmrohr erfolgen
O D) kann nur durch orale Abführmittel angeregt werden

Frage 308
Ordnen Sie zu:

Liste 1
1) gestörtes Schlucken
2) funktionelle Passagebehinderung der Speiseröhre
3) Aufstoßen und Wiederauswürgen unverdauter Speisen

Liste 2
a) Dysphagie
b) Regurgitieren
c) Achalasie

O A = a1, b2, c3   O B = a2, b3, c1   O C = a1, b3, c2   O D = a3, b2, c1

---

306 = C   307 = C   308 = C

Krankheitslehre/Erkrankungen des Verdauungstraktes 177

Frage 309
Frühsymptome eines Magenkarzinoms:

1) Gewichtsverlust
2) Appetitlosigkeit
3) Heißhunger
4) Druck- und Völlegefühl in der Magengegend
5) septische Temperaturen

O A 1+2+4   O B 1+3+4   O C 1+3+5   O D 1+3+4+5   O E 3+4+5

Frage 310
Ordnen Sie die Oberbauchbeschwerden richtig zu:

Liste 1
1) Nüchternschmerz mit Ausstrahlung in den Rücken
2) gürtelförmiger Dauerschmerz oder wellenförmige Schmerzen im rechten Oberbauch mit Ausstrahlung in den Rücken und in die rechte Schulter
3) heftige Schmerzen direkt nach dem Essen (Direktschmerz) oder 1-2 Stunden nach dem Essen (Spätschmerz)

Liste 2
a) Magengeschwür
b) Zwölffingerdarmgeschwür
c) Gallenkolik

O A = a1, b2, c3   O B = a2, b3, c1   O C = a1, b3, c2   O D = a3, b1, c2

Frage 311
Teerstühle treten auf:

O A) bei einer Magenblutung
O B) bei Salmonellosen
O C) bei Enteritis infectiosa
O D) bei Colitis ulcerosa

309 = A   310 = D   311 = A

Erkrankungen der Leber und Gallenblase

> **Frage 312**
> **Nennen Sie Ursachen und Symptome der drei Ikterusformen, die sich nach ihrer Entstehung unterscheiden lassen:**

prähepatischer Ikterus (hämolytischer Ikterus)
Ursachen
- Ursachen liegen vor der Leber im Blut (vermehrtes Bilirubinangebot an die Leberzellen)
- gesteigerte Hämolyse (hämolytische Anämie, Transfusionszwischenfall, Hämolyse-Gifte)

Symptome
- leichter Ikterus (Gelbfärbung von Haut und Skleren)
- Erhöhung des indirekten Bilirubins
- keine Braunverfärbung des Urins
- keine Koliken

hepatischer Ikterus (parenchymatöser Ikterus)
Ursachen
- Ursachen liegen in der Leber (Störung des Bilirubintransportes von der Blutseite auf die Gallenseite)
- Hepatitis, Leberzirrhose, Lebertumor

Symptome
- rötlicher Ikterus
- dunkelbrauner Urin
- acholischer (heller) Stuhl
- keine Koliken

posthepatischer Ikterus (mechanischer Ikterus)
Ursachen
- Ursachen liegen hinter der Leber
- es besteht eine Abflußbehinderung im Leber-Gallengang
- Gallengangsteine, Entzündungen, Stenosen Tumoren

Symptome
- gelbgrüner Ikterus
- dunkelbrauner Urin
- acholischer Stuhl
- Koliken
- Juckreiz

Frage 313
Leberzirrhose
Nennen Sie Ursachen, Verlauf, Symptome, Komplikationen sowie pflegerisch therapeutische Maßnahmen:

Ursachen
- Hepatitis
- chronischer Alkoholismus
- Herzinsuffizienz mit Leberstauung

Verlauf
- diffuse, chronisch fortschreitende Lebererkrankung, die bei geeigneter Behandlung lange kompensiert gehalten werden kann
- nach Untergang von Lebergewebe kommt es zu bindegewebiger Narbenbildung, Umgestaltung des Gefäßapparates und regeneratorischem Gewebsumbau
- nach erfolgtem Umbau ist die Wiederherstellung der normalen Leberarchitektur nicht mehr möglich
- Dekompensationserscheinungen können durch seelische und körperliche Belastungen ausgelöst werden (Alkoholexzeß, Infekte, Magen-Darm-Blutungen, Verletzungen, Operationen)
- prognostisch ungünstig sind ikterische Schübe und Aszites,

funktionelle Einteilung
- kompensierte und inaktive Form (mäßige Leberzellinsuffizienz mit nur leicht erhöhten Transaminasen, fehlendem Ikterus, geringen Blutgerinnungsstörungen, geringen Bluteiweißveränderungen)
- aktive Form (akut dystrophischer Schub mit Transaminasenanstieg, Leberhautzeichen, Bilirubinämie, Verminderung der Blutgerinnungsfaktoren; Leberzellinsuffizienz mit Koma oder Präkoma)
- dekompensierte Form (Aszites, Pfortaderhochdruck mit Ösophagusvarizen)

Symptome
- Müdigkeit
- Leistungsverminderung
- Inappetenz
- Übelkeit
- Meteorismus
- Fett- und Alkoholintoleranz
- unbestimmte Magenbeschwerden
- Stuhlverstopfung oder Durchfälle
- vermehrter Melaningehalt der Haut (schmutzige Gesichtsfarbe)
- Gefäßerweiterungen (besonders im Gesicht)
- Gefäßsternchen (Spinnennävi) im Bereich der oberen Körperhälfte
- Weißfleckung an Armen und Gesäß (nach Abkühlung)

- Palmarerythem (rotfleckige Handinnenflächen und Fußsohlen)
- Lackzunge und Lacklippen
- weiße Finger- und Fußnägel
- Behaarungsanomalien (Ausfall der Achselhaare, bei Männern Ausfall der Bauchhaare = Bauchglatze)
- doppelseitige Brustdrüsenschwellung bei Männern
- Hodenatrophie
- Lebervergrößerung
- Ikterus
- Aszitis
- Hämorrhoiden
- Ösophagusvarizen
- Krampfadergeflecht im Bereich der Nabelvenen (Caput medusae)
- hämorrhagische Diathesen (Hautblutungen)

Komplikationen
- Ösophagusvarizenblutungen
- Leberkoma
- Nierenversagen
- Leberkarzinom
- Infektionen (Mangel an Eiweiß und Antikörpern)

pflegerisch therapeutische Maßnahmen
Beobachtung
- Hautbeobachtung (leichter Ikterus, Gesichtsfarbe schmutzig-grau)
- Zunge ist lackartig, glänzend und glatt
- evtl. Auftreten von flächenhaften Blutungen
- Hautzeichen (Geldscheinhaut, Caput medusae, Sternchen, Palmarerythem)
- Vitalzeichenkontrollen (Puls, Blutdruck, Atmung)
- Urinausscheidungskontrolle
- Beobachtung der Urin- und Stuhlfarbe (braun, acholisch)
- Flüssigkeitsbilanzierung
- Messen des Bauchumfanges
- Gewichtskontrolle
- Beobachtung der Bewußtseinslage

Pflege
- gute Körperpflege (Patient ist infektanfällig)
- sorgfältige Mundpflege
- Anregung der Darmtätigkeit
- psychische Betreuung: intensive Zuwendung

Diät
- ausgewogen
- leicht verdaulich

- eiweißreich
- vitaminreich
- natriumarm bei Ödemneigung und Aszites
- reduzierte Eiweißzufuhr bei Einschränkung der Entgiftungsfunktion der Leber
- striktes Alkoholverbot

Prophylaxen
- Dekubitusprophylaxe
- Bronchitis- und Pneumonieprophylaxe
- Infektionsprophylaxe
- Obstipationsprophylaxe
- Soor- und Parotitisprophylaxe

Frage 314
Coma hepaticum
Nennen Sie Ursachen, Verlauf, Symptome, Komplikationen sowie pflegerische Maßnahmen:

Ursachen
- Überschwemmung des Blutkreislaufes (Gehirn) mit toxischen Substanzen aus dem Eiweißstoffwechsel (Ammoniak, Phenol-Derivate, Indol-Derivate, Abbauprodukte der organischen Aminosäuren) oder aus einer erhöhten Stickstoffresorption (Ammoniumchlorid) im Verlauf einer Leberzirrhose

Verlauf
- je nach Tiefe der Bewußtseinstrübung werden 5 verschiedene Stadien unterschieden
- im Stadium 1-4 besteht die Möglichkeit einer Wiederherstellung
- schwerste Verlaufsform, wenn das Koma durch eine Ösophagusvarizenblutung ausgelöst wird (zusätzliche Leberschädigung durch Schock und Anämie)
- 30-40% aller Leberzirrhosepatienten sterben im Leberkoma

Symptome
Stadium 1
- launenhafte Verstimmung
- Unruhe
- starke Erschöpfungszustände
- Depressionen
- normales Ansprechen auf Schmerzreize
- normale Sprache
- grobschlägiges Muskelzittern bei gespreizten Fingern

Stadium 2
- gesteigerte Unruhe
- leichte Verwirrtheit
- Antriebslosigkeit
- grobschlägiger Tremor
- verwaschene Sprache

Stadium 3
- Desorientiertheit
- delirante Zustände
- Apathie
- Schlafneigung
- verminderte Reaktionen auf Schmerzreize und Ansprache
- ausgeprägter grobschlägiger Tremor
- pathologische Reflexe
- unkoordinierte Bewegungen
- Tachykardie
- Blutdruckabfall

Stadium 4
- Bewußtlosigkeit
- nicht mehr ansprechbar
- schwache Reaktionen auf Schmerzreize
- ausgeprägte pathologische Reflexe
- Tachykardie
- Herzrhythmusstörungen
- Blutdruckabfall
- gestörte Atmung (Atemstillstand)

Stadium 5
- tiefe Bewußtlosigkeit
- keine Reaktionen auf Schmerzreize
- Reflexverlust

Komplikationen
- hämorrhagische Diathese
- Blutdruckabfall
- Nierenversagen
- Herzstillstand

pflegerische Maßnahmen
Beobachtung
- Pulsbeobachtung (Tachykardie)
- Kontrolle des Blutdrucks (Hypotonie)
- Beobachtung der Atmung (Atemstörungen bis Atemstillstand)
- Mundgeruch (süßlich, faulig, erdig)

- Beobachtung des Bewußtseins (Unruhe, Verwirrtheitszustände, Bewußtseinsverlust)
- Beobachtung der Urinausscheidung (Oligurie, Nierenversagen)
- Auftreten von Muskelzittern und Krämpfen
- Sprache wird verwaschen

Pflege
- Bettruhe
- gute Körperpflege
- sorgfältige Hautpflege (Patient ist sehr infektanfällig)
- gründliche Mund- und Nasenpflege
- psychische Betreuung: Unterstützung und Beruhigung des Patienten im Stadium der Erregung und im Delirium

Diät
- reine Kohlenhydraternährung

Prophylaxen
- Dekubitusprophylaxe
- Soor- und Parotitisprophylaxe
- Harnwegsinfektionsprophylaxe
- Aspirationsprophylaxe
- Infektionsprophylaxe
- Thromboseprophylaxe

Frage 315
Gallensteinleiden (Cholelithiasis)
Nennen Sie Ursachen, Verlauf, Symptome, Komplikationen, Therapie sowie pflegerische Maßnahmen:

Ursachen
- Abflußbehinderung der Gallenflüssigkeit
- Entzündungen der Gallenblase

fördernde Faktoren
- Fettsucht
- Diabetes mellitus
- Hyperlipidämie

Gallensteinarten
- Cholesterinsteine = stellen sich röntgenologisch nicht dar (entstehen bei Stauungen und bei Vermehrung des Cholesteringehaltes im Blut)
- Bilirubinsteine (entstehen bei der Gallenblasenentzündung)
- Cholesterinpigmentkalksteine (entstehen bei Infektionen und Stauungen)

Steingröße
- Gries bis Gallenblasengröße

Verlauf
- 70% der Gallensteinträger zeigen keine Symptome
- 30% der Gallensteinträger haben einmalig oder rezidivierend Gallenkoliken
- häufig unterhalten die Gallensteine eine chronische Gallenblasenentzündung
- Gallensteinkolik = Austreibung von kleinen Gallensteinen in die ableitenden Gallengänge durch heftige Entleerungskontraktionen der Gallenblase
- Auslöser von Gallenkoliken = Diätfehler (Fettzufuhr, überreiche Mahlzeiten), psychische Erregungen

Symptome
- Druckgefühl im rechten Oberbauch
- Fettunverträglichkeit
- Meteorismus
- Einengungsgefühl durch Kleidungsstücke

Gallensteinkolik
- plötzlicher, heftiger Schmerz unter dem rechten Rippenbogen
- Schmerzausstrahlung in die rechte Schulter
- wellenförmig andauernder Schmerz (Minuten bis Stunden)
- Übelkeit
- Erbrechen
- meist völliges Wohlbefinden zwischen den Anfällen

Folgen der Gallensteinkolik
- Abgang des Steines = keine Folgen
- Verbleib des Steines in der Gallenblase = evtl. Cholezystitis, erneute Koliken
- Verklemmen des Steines im Gallenblasengang = Gallenblasenhydrops, Gallenblasenempyem, Gallenblasenperforation
- Verklemmen des Steines im Leber-Gallengang = mechanischer Ikterus
- Verklemmen des Steines in der Vaterschen-Papille = mechanischer Ikterus und evtl. akute Pankreatitis

Komplikationen
- Gallenblasenhydrops
- Verschlußikterus
- Gallenblasenentzündung
- Gallengangsentzündung
- Gallenblasenempyem
- freie Perforation (in die Bauchhöhle)
- gedeckte Perforation (in einen Darmabschnitt)
- Gallenblasenkarzinom
- akute Pankreatitis
- Leberkoma

Therapie

medikamentöse Therapie
- Spasmolytika (Buscopan)
- Analgetika

therapeutische Eingriffe
- operative Steinentfernung (Cholezystektomie)
- endoskopische Steinentfernung

pflegerische Maßnahmen

Beobachtung
- Schmerzbeobachtung (Patient klagt über starke, kolikartige Schmerzen im rechten Oberbauch, die in die rechte Schulter und in den Rücken ausstrahlen sowie über Übelkeit und Erbrechen
- Hautbeobachtung (Verschlußikterus bei Steineinklemmung)
- Beobachtung der Körpertemperatur (erhöhte Temperatur bei Gallenblasenentzündung)

Pflege
- Bettruhe
- evtl. feuchte Wärme auf den Oberbauch
- Nahrungskarenz (bei Gallensteinkoliken)
- regelmäßige Darmentleerung
- psychische Betreuung: intensive Zuwendung während einer Kolik; Aufregung und Ärger fernhalten, sie sind oft die auslösenden Ursachen für eine Kolik; evtl. vorbereiten auf eine Klinikeinweisung

Diät
- Teepause
- nach Besserung langsamer Kostaufbau
- häufig kleine Mahlzeiten
- fettreiche, eiskalte und blähende Speisen sollten gemieden werden

---

Frage 316
Aus welcher Erkrankung kann eine chronische Hepatitis entstehen:

O A) aus einer Leberzirrhose
O B) aus einer akuten Hepatitis
O C) aus einer Fettleber
O D) aus einer akuten Gallenblasenentzündung

316 = B

Frage 317
Welche typischen Beschwerden werden durch Gallensteinkoliken verursacht:

1) Übelkeit
2) Erbrechen
3) Rückenschmerzen, die zur Genitalgegend oder zum Oberschenkel ausstrahlen
4) Oberbauchschmerzen, die zum Rücken oder in die rechte Schulter ausstrahlen
5) Schüttelfrost
6) Hämaturie

O A 1+2+3   O B 1+2+4   O C 2+3+6   O D 1+2+6   O E 1+2+3+5+6

Frage 318
Unter Cholelithiasis versteht man:

O A) Gallengangsentzündung
O B) Gallengangskarzinom
O C) Gallensteinleiden
O D) Gallenblasenentzündung
O E) verminderte Ausscheidung von Gallensaft
O F) vermehrte Ausscheidung von Gallensaft

Frage 319
Welche Symptome sind typisch für einen Verschlußikterus:

1) Ödeme
2) brauner Stuhl
3) brauner Urin
4) Juckreiz
5) acholischer Stuhl
6) Ikterus

O A 3+4+5+6   O B 2+3+4+5+6   O C 1+2+3+6   O D 1+2+5   O E 2+4+5

---

317 = B   318 = C   319 = A

Stoffwechselerkrankungen

> Frage 320
> **Gicht**
> Nennen Sie Ursachen, Verlauf, Symptome, Komplikationen, Therapie sowie pflegerische Maßnahmen:

Ursachen
- Anstieg des Harnsäurespiegels im Blut (Harnsäure = Endprodukt des Zellstoffwechsels)

primäre Gicht
- angeborene Ausscheidungsschwäche der Nieren für Harnsäure
- übermäßiges Essen und Alkoholkonsum fördern die Manifestation der Hyperurikämie

sekundäre Gicht
- entsteht bei Krankheiten mit vermehrtem Auf- und Abbau von Nukleoproteinen (Polyzythämie, chronische myeloische Leukämie, maligne Tumoren)

Verlauf
- die primäre Gicht ist gekennzeichnet durch eine Überflutung des Körpers mit Harnsäure und Ablagerungen im Gewebe (Knorpel, Sehnen, Schleimbeutel, Nieren)
- Verlauf in 4 Stadien

1. Stadium
- Gichtanlage ohne Symptome

2. Stadium
- akute Gichtanfälle (Ausfall von Harnsäurekristallen führt zu einer akuten Gelenkentzündung = Arthritis urica)
- Dauer des Gichtanfalls = 3-5 Tage

3. Stadium
- symptomfreies Intervall (kann sich über Wochen und Jahre ausdehnen)

4. Stadium
- chronische Gichtphase mit Ausbildung von Gichtknoten in den Gelenkknorpeln, Sehnen, Muskeln, Ohrmuscheln und in der Haut
- die Intensität der Anfälle nimmt ab
- zunehmende Bewegungseinschränkungen durch Deformierung und Versteifung der Gelenke

Symptome
akuter Gichtanfall
- plötzlich auftretende, heftige Schmerzen (häufig nachts) in den kleinen Gelenken (überwiegend das Großzehengrundgelenk; seltener Finger- und Handgelenke)
- das schmerzhafte Gelenk ist teigig geschwollen, gerötet und heiß
- Fieber
- Tachykardie
- Kopfschmerzen
- Erbrechen

Komplikationen
- Gichtniere (Ablagerung von Harnsäurekristallen im Nierenmark)
- Nephrolithiasis (Bildung von Uratsteinen = Nierensteinen)
- Urämie
- maligne Hypertonie durch Gefäßveränderungen (Arteriosklerose)
- Myokardinfarkt und apoplektischer Insult (häufigste Todesursache)

Therapie
medikamentöse Therapie
- Colchizin (beim akuten Gichtanfall)
- Allopurinol (zur Dauertherapie)
- Analgetika

Physiotherapie
- feucht-kalte Alkoholumschläge
- evtl. Eispackungen (bei überwärmten Gelenken)
- Kurzwellenbestrahlungen (bei chronischer Gicht)
- Krankengymnastik

pflegerische Maßnahmen
Beobachtung
- Schmerzbeobachtung (beim Gichtanfall hat der Patient starke Schmerzen; das Großzehengrundgelenk ist gerötet, heiß und teigig geschwollen)
- Beobachtung der Körpertemperatur (Fieber während eines Anfalls)
- Pulsbeobachtung (Tachykardie)
- Beobachtung auf gastrointestinale Störungen (Durchfall nach Einnahme von Colchizin)
- Uratablagerungen (Hände, Füße, Ohrmuscheln)

Pflege
- Bettruhe während des akuten Gichtanfalls
- Ruhigstellung der Extremität
- Reifenbahre über den Fuß stellen (Druckentlastung)

- funktionsgerechte Lagerung (bei chronischer Gicht)
- psychische Betreuung: intensive Zuwendung während eines Anfalls; dem Patienten raten, seine Lebens- und Ernährungsgewohnheiten zu ändern und sich regelmäßig körperlich zu betätigen

Diät
- purinreiche Nahrungsmittel sind verboten z.b. Innereien
- Fleisch, Wurstwaren, Fisch und Hülsenfrüchte einschränken
- bei Übergewicht Reduktionskost
- Alkoholkonsum drastisch einschränken
- reichliche Flüssigkeitszufuhr

Prophylaxen
- Kontrakturenprophylaxe
- Bronchitis- und Pneumonieprophylaxe
- evtl. Dekubitusprophylaxe
- Harnwegsinfektionsprophylaxe
- Obstipationsprophylaxe
- Thromboseprophylaxe

Frage 321
Diabetes mellitus
Nennen Sie Ursachen, Verlauf, Symptome, Komplikationen, Diagnostik, Therapie und pflegerische Maßnahmen:

Ursachen
Diabetes Typ I
- Zerstörung der B-Zellen durch Virusinfektionen (Röteln, Mumps, Grippe usw.) und dadurch ausgelöste Autoimmunreaktionen (jugendlicher Diabetes)

Diabetes Typ II
- genetische Disposition
- Übergewicht
- mangelnde körperliche Bewegung
- Schwangerschaft
- Infekte
- Lebererkrankungen

Wirkungen des Insulinmangels
- Herabsetzung der Glukoseaufnahme in die Körperzellen
- Minderung der Glukoseoxydation
- Drosselung der Glykogenbildung in der Leber und in der Muskulatur
- Steigerung der Zuckerabgabe aus der Leber
- Verminderte Umwandlung von Kohlenhydrate in Fett
- Steigerung der Cholesterinproduktion

- Verminderung der Proteinsynthese
- Herabsetzung der Brenztraubensäureverwertung

Folgen des Insulinmangels
- erhöhter Blutzuckerspiegel
- erhöhter Blutfettspiegel
- vermehrtes Auftreten von Ketonkörpern im Blut
- Azetonausscheidung im Urin
- vermehrte Kalium-, Natrium- und Wasserausscheidung über die Nieren

Formen
Diabetes Typ I
- insulinabhängiger Diabetes
- Insulinmangeldiabetes
- verminderte Insulinproduktion
- betrifft meist Jugendliche

Diabetes Typ II
- nicht insulinabhängiger Diabetes
- Gegenregulationsdiabetes
- relativer Insulinmangel
- es besteht eine periphere Insulinresistenz durch eine gesteigerte Funktion der Insulingegenspieler im Hypophysenvorderlappen, in den Nebennieren und in den Alpha-Zellen des Pankreas
- betrifft meist Erwachsene

Formenkreis des Diabetes mellitus (WHO)
- Kindlicher-Diabetes
  = Manifestation vor dem 14. Lebensjahr (schwere Initialsymptome und schnell einsetzende Insulinabhängigkeit)
- Jugendlicher-Diabetes
  = Manifestation zwischen dem 15. und 24. Lebensjahr (akute Manifestation, bei den meisten Patienten Insulinabhängigkeit)
- Erwachsenen-Diabetes
  = Manifestation zwischen dem 25. und 64. Lebensjahr (beginnt mit wechselnden Symptomen und muß nicht insulinabhängig werden)
- Altersdiabetes
  = Manifestation nach dem 65. Lebensjahr (Einstellung oft ohne Insulin möglich)
- Pankreasdiabetes
  = sekundärer Diabetes mellitus durch Pankreaserkrankungen

Verlauf
Prädiabetes (potentieller Diabetes)
- normale Glukosetoleranz
- Risiko einer späteren Diabetesmanifestation durch familiäre Belastung

(eineiiger Zwilling eines Diabetikers; beide Eltern Diabetiker; ein Elternteil Diabetiker, der andere Elternteil familiär belastet)
Latenter Diabetes
- Glukosetoleranz normal
- pathologische Glukosewerte unter Belastung (Infektion, Streß, Fettleibigkeit)

Klinisch-manifester Diabetes
- typische Diabetessymptome (pathologische Blutzuckerwerte, Harnzuckerausscheidung)

Symptome
beginnender Diabetes
- Juckreiz (Haut und Schleimhaut)
- Furunkulose
- Eichel- und Vorhautentzündungen
- schlecht heilende Wunden
- Durst
- große Harnmenge mit hohem spezifischem Gewicht
- Gewichtsabnahme trotz gesteigerter Nahrungsaufnahme
- Zuckerausscheidung im Harn
- Blutzuckererhöhung
- Potenz- und Menstruationsstörungen
- chronische Harnwegsinfekte

fortgeschrittener Diabetes
- Atemluft riecht nach Azeton
- Azetonurie
- Azidose
- Appetitmangel
- rapider Gewichtsverlust
- Exsikkose
- Sehstörungen

diabetisches Koma
(schwerste Form der diabetischen Stoffwechselentgleisung; auslösende Ursachen sind Infekte und zu geringe Insulinzufuhr)
- Müdigkeit
- Übelkeit
- Erbrechen
- Durchfälle
- Bauchschmerzen
- Apathie
- Areflexie
- weiche Augenbulbi
- Kußmaul-Atmung

- Azetongeruch
- Exsikkose (trockene Haut, trockene Zunge und Mundschleimhaut)
- Blutdruckabfall
- Oligurie/Anurie
- Hyperglykämie (bis 1000 mg%)
- Glukosurie
- Azetonurie
- Azidose
- Herz-Kreislaufversagen

Komplikationen
Retinopathie
- kapilläre Aneurysmen
- Blutungen
- Glaukom
- Erblindung

Neuropathie
- Parästhesien
- Wadenkrämpfe
- Neuritis
- Muskelatrophien
- Impotenz
- Blasenstörungen

Nephropatie
- Glomerulosklerose
- Proteinurie
- nephrotische Ödeme
- Hypertonie

Arteriosklerose
- Hypertonie
- Zerebralsklerose (Apoplexie)
- Koronarsklerose (Herzinfarkt)
- diabetisches Gangrän (diabetische Geschwüre an den unteren Extremitäten)

Diagnostik
Blutzuckerbestimmung
- Teststreifen für die Notfalldiagnostik
- enzymatische Methode (nüchtern normal = 60 - 95 mg%)
- Tagesprofil = mehrfache Blutzuckerkontrollen am Tage

Urinuntersuchungen
- Glukosenachweis mit Teststreifen (qualitativ)
- Glukosenachweis mit Polarimeter im Sammelurin (Tagurin/Nachturin) zur quantitativen Bestimmung

- Azetonnachweis mit Teststreifen oder Testtabletten

Glukosetoleranztest
- Feststellung des Blutzuckerspiegels nach oraler Verabreichung von Glukose

Bestimmung des Glykohämoglobins (HbA$_1$)
- Kontrolle des durchschnittlichen Blutzuckerspiegels der letzten Wochen durch eine spezielle Untersuchung des Hämoglobins

Therapie
medikamentöse Therapie
- Insulin
  Insulinarten:
  Alt-Insulin = schnellwirkend
  Depot-Insulin = mittellangwirkend
  Long-Insulin = langwirkend
- orale Antidiabetika = Sulfonylharnstoffderivate (bei Typ II)
- Glukoselösung (oral oder i.v.) im hypoglykämischen Schock

Diät
- eiweißreich, kohlenhydratreduziert, fettreduziert
- sechs Mahlzeiten auf den Tag verteilt
- Kalorienbedarf richtet sich nach dem Sollgewicht und der körperlichen Arbeit
- Reduktionskost für übergewichtige Diabetiker
- Berechnungsgrundlage für die Kohlenhydrate ist die Broteinheit (1 BE = 12 g Kohlenhydrate)
- verboten sind schnell resorbierbare Kohlenhydrate z.B. Zucker
- Hafertage bei Ketoazidose
- jeder Diabetiker braucht einen schriftlich ausgearbeiteten Diätplan mit Austauschtabelle für alle Kohlenhydrate
- reichliche Flüssigkeitszufuhr (Patient hat viel Durst)

pflegerische Maßnahmen
Beobachtung
- häufige Blutzuckerkontrollen
- häufige Urinkontrolluntersuchungen (Urinzucker, Azeton)
- Urinausscheidungskontrollen
- Gewichtskontrollen
- regelmäßige Blutdruckkontrollen
- regelmäßige Hautkontrollen

Beobachtung des Bewohners auf Anzeichen einer Hypoglykämie
- Schweißausbruch
- Unruhe
- Angstgefühl

- Heißhunger
- Muskelzittern
- Gähnen
- Sehstörungen
- Krämpfe
- Bewußtlosigkeit

Beobachtung beim diabetischen Koma
- Hautbeobachtung (Exsikkose, trockene Haut und Schleimhaut)
- Übelkeit
- Erbrechen
- Beobachtung des Bewußtseins (Somnolenz, Bewußtlosigkeit)
- Beobachtung der Atmung (große Kußmaul-Atmung), Ausatmungsluft riecht nach Azeton
- Blutdruckkontrollen
- Pulskontrollen (tachykard und schlecht gefüllt)
- Blutzuckerkontrollen
- Urinuntersuchungen (Urinzucker, Azeton)
- Urinausscheidungskontrollen

Pflege
- sorgfältige Hautpflege (Bewohner ist sehr infektgefährdet)
- gute Fußpflege (Vorsicht bei der Nagelpflege - keine Verletzungen)
- sorgfältige Intimtoilette
- regelmäßige Insulinverabreichung
- Information über Ernährungsverhalten (Diät)
- Kontrolle der Nahrungsaufnahme

Prophylaxen
- Dekubitusprophylaxe
- Soorprophylaxe
- Stomatitisprophylaxe
- Bronchitisprophylaxe
- Pneumonieprophylaxe
- Harnwegsinfektionsprophylaxe
- Thromboseprophylaxe
- Infektionsprophylaxe

Frage 322
Azeton kann im Urin auftreten:

1) bei übergroßem Kohlenhydratangebot
2) bei reichlicher Fettnahrung
3) bei anhaltendem Erbrechen
4) bei Insulinmangel

O A 3+4   O B 1+4   O C 2+4   O D 1+3+4   O E 2+3+4

Frage 323
Der Atemtyp bei diabetischem Koma entspricht der:

O A) Cheyne-Stokes-Atmung
O B) Kußmaul-Atmung
O C) Biot-Atmung

Frage 324
Diätregeln für Bewohner mit Diabetes mellitus Typ I:

1) die Diät muß den individuellen Bedürfnissen angepaßt sein
2) häufige Mahlzeiten sind wichtig
3) es müssen konstante Essenszeiten eingehalten werden
4) eine Kalorienreduzierung ist immer angezeigt
5) die Nahrungsmenge sollte auf 3 Mahlzeiten pro Tag verteilt werden
6) es sollten rasch resorbierbare Kohlenhydrate bevorzugt werden
7) die Nahrungsmenge der Einzelmahlzeiten soll dem Bedarf der körperlichen Aktivität und der Medikamentenwirkung angepaßt werden

O A 1+3+5   O B 1+2+3+7   O C 1+3+5+6   O D 3+4+5   O E 1+3+6+7

Frage 325
Die Insulinspritze:

O A) hat eine Feineinteilung, 1 ml ist auf 0,01 graduiert
O B) hat eine Spezialgraduierung, 1 ml sind 40 IE
O C) ist immer mit einer Kanüle verbunden

| 322 = A | 323 = B | 324 = B | 325 = B |

Frage 326
Ein Bewohner hat innerhalb von 24 Stunden 1500 ml Urin ausgeschieden, die Laborwerte ergeben 2,5% Urinzucker. Wieviel Zucker wurde mit den 1500 ml Urin ausgeschieden:

O A) 3,75 Gramm Zucker
O B) 37,5 Gramm Zucker
O C) 375 Gramm Zucker

Frage 327
Bei einem hyperglykämischen Koma:

1) wird dem Patienten Alt-Insulin verabreicht
2) wird dem Patienten Glukose-Lösung intravenös verabreicht
3) besteht eine Anurie
4) kommt es zu einem Wasser- und Elektrolytverlust
5) ist der Blutzucker stark erhöht
6) besteht eine Ketonurie
7) liegt der Blutzuckerspiegel weit unter der Norm

O A 1+4+6+7 O B 1+4+5+6 O C 1+3+4+5+6 O D 2+4+5+6 O E 2+7

Frage 328
Bei einem hypoglykämischen Schock:

1) wird dem Patienten Depot-Insulin verabreicht
2) wird dem Patienten Glukose verabreicht
3) besteht eine Anurie
4) hat der Patient eine Kußmaulsche Atmung
5) ist der Blutzucker stark erhöht
6) liegt der Blutzuckerspiegel weit unter der Norm

O A 1+4+6 O B 2+6 O C 2+3+5 O D 3+4+5 O E 1+5

---

326 = B   327 = B   328 = B

Krankheitslehre/Stoffwechselerkrankungen

Frage 329
Aufschluß über die Stoffwechselsituation der vergangenen 4 - 8 Wochen eines Diabetikers gibt die nachfolgende Untersuchung:

O A) Kontrolle des HbA_1-Wertes
O B) Anfertigung eines Blutzuckertagesprofils
O C) Kontrolle des 24-Std. Urins auf Glukose

Frage 330
Bei der Gicht:

1) besteht eine Vermehrung der Harnsäure im Blut
2) handelt es sich um eine Purinstoffwechselstörung
3) kommt es zu starken Schmerzen in beiden Unterschenkeln
4) ist eine kalorien- und purinarme Kost angezeigt
5) kann die Ursache eine Mangelernährung sein

O A 1+2+4   O B 1+3+5   O C 3+4   O D 2+3+5   O E 1+3+4

Frage 331
Symptome der Gicht:

1) Schmerzen im Schultergelenk mit Druckschmerzhaftigkeit der Kapsel
2) ziehende Schmerzen in beiden Hüftgelenken
3) betroffene Gelenke sind im Anfall hochrot, teigig geschwollen und druckschmerzhaft
4) heftige Schmerzen im Großzehen-Grundgelenk
5) die Gelenke sind während des Anfalles sehr druckschmerzhaft, weisen aber sonst keine äußerlichen Veränderungen auf

O A 1+3   O B 1+2+3   O C 3+4   O D 2+3   O E 4+5

---

329 = A   330 = A   331 = C

Frage 332
Auslösungsursachen eines Gichtanfalles können sein:

1) Unterernährung
2) eine üppige, eiweißreiche Mahlzeit
3) erhöhter Alkoholkonsum
4) längere Ruhigstellung eines Gelenkes
5) Genuß von Speise-Eis

O A 1+3   O B 4+5   O C 1+4   O D 1+2+3+4   O E 2+3

Frage 333
Azetongeruch in der Ausatmungsluft des Patienten ist hinweisend auf:

1) ein beginnendes hyperglykämisches Koma
2) eine Fäulnisdyspepsie
3) eine Insulinüberdosierung
4) einen Hungerzustand

O A 1+2+3   O B 2+3   O C 2+3+4   O D 1+3+4   O E 1+4

Frage 334
Mögliche Ursachen eines hyperglykämischen Komas:

1) Auslassen von Mahlzeiten bei gleichbleibender Insulindosis
2) Diätfehler mit erheblicher Überschreitung der verordneten Kohlenhydratmenge
3) schwere psychische Belastungen eines vorher gut eingestellten Diabetikers
4) eigenmächtige Erhöhung der Insulindosis oder der oral wirksamen Antidiabetika
5) absoluter Insulinmangel

O A 1+3+4   O B 2+3+5   O C 1+4   O D 3+4   O E 2+3+4+5

---

332 = E   333 = E   334 = B

Krankheitslehre/Stoffwechselerkrankungen

Frage 335
Symptome eines Myxödems:

1) Tachykardie
2) teigige gedunsene, trockene und kühle Haut
3) Lidödeme
4) Gewichtsabnahme
5) Durchfall
6) niedriger Blutdruck
7) verlangsamter Jodstoffwechsel

O A 1+4+5   O B 2+3+6+7   O C 1+2+3+4   O D 4+5+6+7

Frage 336
Symptome der Hyperthyreose:

1) Bradykardie
2) Exophthalmus
3) Erhöhung des systolischen Blutdrucks
4) Glanzauge
5) Lidödeme
6) Obstipation
7) feinschlägiger Tremor
8) vermehrte Schweißbildung

O A 1+5+6+8   O B 2+3+4+7   O C 1+2+5+6   O D 6+7+8

Frage 337
Eine Hyperthyreose:

1) wird auch als Myxödem bezeichnet
2) kann sich durch Unruhe, Exophthalmus und Tachykardie bemerkbar machen
3) geht mit einem verminderten Grundumsatz einher
4) wird auch als Morbus Basedow bezeichnet
5) ist ein anderer Ausdruck für Struma

O A 1+3   O B 2+4   O C 3+5   O D 2+3+4

```
335 = B      336 = B      337 = B
```

Erkrankungen der Nieren

> **Frage 338**
> **Urämie**
> Nennen Sie Ursachen und Symptome sowie pflegerische Maßnahmen:

Ursachen
akute Urämie
- Crush-Nieren (nach Quetschungen kommt es zu Verstopfungen der Tubuli durch abgebautes Myoglobin)
- Schock-Nieren (Minderdurchblutung der Nieren)
- Toxinwirkung (Arsen, Quecksilber, Sublimat, Tetrachlorkohlenstoff)
- Hämolyse

chronische Urämie
- chronische Glomerulonephritis
- chronische Pyelonephritis
- Zystennieren
- diabetische Nephropathie
- Schrumpfnieren
- maligne Hypertonie
- Gicht
- Nierentuberkulose
- chronische Verstopfung der ableitenden Harnwege

Symptome
Allgemeinsymptome
- Müdigkeit
- Appetitlosigkeit
- Kopfschmerzen
- Muskelschwäche
- Durst
- trockene, belegte Zunge
- Juckreiz
- urinöser Mundgeruch

Atmung
- Lungenödem
- Kußmaul-Atmung (später in die Cheyne-Stokes-Atmung übergehend)

Herz-Kreislauf
- Hypertonie
- Linksherzinsuffizienz mit Lungenödem
- Perikarditis mit Perikarderguß

Harnausscheidung
- Oligurie
- Anurie

Magen-Darm-Trakt
- Erbrechen
- blutige Durchfälle

Zentralnervensystem
- Konzentrationsschwäche
- Wesensveränderungen
- Verwirrtheitszustände
- Krampfneigung
- Somnolenz
- Bewußtlosigkeit
- Koma

pflegerische Maßnahmen
Beobachtung
- Hautbeobachtung (Patient ist blaß, Gesicht und Hände sind oft schmutzig-gelbgrau)
- Beobachtung der Atmung (Kußmaul-Atmung oder Cheyne-Stokes-Atmung)
- urinöser Mundgeruch
- Übelkeit, Erbrechen
- regelmäßige Blutdruck- und Pulskontrollen
- ausgewogene Flüssigkeitsbilanz
- Stuhlbeobachtung (Auftreten von blutigen Durchfällen)
- Urinbeobachtung (Oligurie, Anurie)
- Nasenbluten, Schleimhautblutungen
- Beobachtung des Bewußtseins (Bewußtseinstrübung, Koma)

Pflege
- sorgfältige Körperpflege (Patient hat starkes Hautjucken)
- gute Mundpflege (Mundgeruch, haemorrhagische Stomatitis)
- psychische Betreuung: intensive Zuwendung; Patient fühlt sich sehr elend

Diät
- natriumarm
- Einschränkung der Eiweißzufuhr
- vermehrte Flüssigkeitszufuhr (kohlenhydratreich)

Prophylaxen
- Dekubitusprophylaxe
- Infektionsprophylaxe
- Bronchitis- und Pneumonieprophylaxe
- Soor- und Stomatitisprophylaxe

Frage 339
Leitsymptom des akuten Nierenversagens:

O A) Hämaturie
O B) Oligurie/Anurie
O C) Proteinurie

Frage 340
Symptome der akuten Zystitis:

1) Hämaturie
2) häufiges Wasserlassen (Pollakisurie)
3) Dysurie
4) Erbrechen
5) Harnstrahlunterbrechungen

O A 2+3   O B 1+4   O C 3+4+5   O D 3+5

Frage 341
Typische Symptome einer Uretersteinkolik:

1) erhöhte Temperatur
2) Erbrechen
3) Erythrozyten im Urin
4) blutiger Stuhl
5) kolikartige Schmerzen
6) Totenstille im Bauch

O A 1+3+5   O B 2+3+4   O C 2+4+6   O D 1+3+4   O E 2+3

Frage 342
Ursache der akuten Harnverhaltung:

O A) Urämie
O B) Schock
O C) Prostataadenom / Prostatahypertrophie
O D) Niereninsuffizienz
O E) Glomerulonephritis

| 339 = B | 340 = A | 341 = A | 342 = C |

Rheumatische Erkrankungen

> **Frage 343**
> Geben Sie eine Übersicht über die rheumatischen Erkrankungen:

I. Entzündlicher Rheumatismus
= entzündliche Erkrankung des mesenchymalen Gewebes
Rheumatisches-Fieber (akute Polyarthritis)
- immunologische Allgemeinerkrankung, die bei disponierten Personen als Zweiterkrankung nach einem Streptokokkeninfekt auftritt

Symptome
- schmerzhafte Schwellung und Rötung verschiedener Gelenke
- hohes Fieber
- rheumatische Herzentzündung (Endokarditis, Myokarditis, Perikarditis)

primär-chronische Polyarthritis (rheumatoide Arthritis)
- fortschreitende abakterielle Entzündung zahlreicher Gelenke

Symptome
- Morgensteifigkeit
- Schmerzen in kleinen Gelenken bei Druck oder Bewegung
- spindelförmige Auftreibung der Zehen- und Fingergrundgelenke
- subkutane Knoten über Knochenvorsprüngen
- intermittierende Muskelschmerzen
- Muskelatrophien
- Verödung der Gelenkspalten mit Versteifungen

Spondylarthritis ankylopoetica (Morbus Bechterew)
- chronisch-entzündliche rheumatische Erkrankung der Wirbelsäule und der Ileosakralgelenke, die zu einer Verknöcherung und Versteifung der Ileosakralfugen und der kleinen Wirbelgelenke führt

Symptome
- lumbagoartige Kreuz- und Lendenschmerzen
- Thoraxstarre mit Bauchatmung
- Versteifung und starke Verkrümmung der Wirbelsäule

II. Degenerativer Rheumatismus
= primär, regressive Veränderungen des mesenchymalen Gewebes ohne echte Entzündungserscheinungen
Arthrosis deformans
- degenerative, primär den Gelenkknorpel betreffende Gelenkerkrankung (Knie-, Hüft-, Fußgelenke)

Symptome
- Start- oder Anlaufschmerzen
- Gelenkknirschen bei Bewegung
- Steifigkeit nach Ruheperioden
- Verspannung oder Atrophie der benachbarten Muskulatur
- Deformierung der Gelenke im fortgeschrittenen Stadium

Spondylose und Osteochondrose
- degenerative Veränderungen der Wirbelkörper = Osteochondrose
- degenerative Veränderungen der Bandscheiben = Spondylose

Symptome
- chronische oder rezidivierende Rückenschmerzen
- akuter Hexenschuß (Lumbago)
- akuter Bandscheibenvorfall
- HWS-Syndrom (Nacken-, Kopf-, Schulter, Armschmerzen)

III. Weichteilrheumatismus
- Sammelbezeichnung für entzündliche oder degenerative Prozesse im extraartikulären Bereich (Muskelgewebe, subkutanes Fettgewebe Nervengewebe)

Frage 344
Wie lagert man einen Patienten mit einer akuten Lumboischialgie (Hexenschuß):

O A) im Stufenbett
O B) in normaler Rückenlage (Flachlagerung)
O C) in Bauchlage
O D) in Seitenlage

Frage 345
Ein Patient im Stufenbett wird so gelagert, daß:

O A) seine Knie- und Hüftgelenke rechtwinklig gebeugt sind
O B) nur seine Fuß- und Kniegelenke rechtwinklig gebeugt sind
O C) seine Hüftgelenke gestreckt und die Kniegelenke gebeugt sind
O D) seine Hüftgelenke gebeugt und Kniegelenke gestreckt sind

---

344 = A   345 = A

Tumorerkrankungen

> **Frage 346**
> **Nennen Sie Kennzeichen der gutartigen (benignen) und bösartigen (malignen) Tumoren:**

gutartige Tumoren
- langsames Wachstum
- verdrängende Ausbreitung (meist mit Kapsel)
- keine Metastasenbildung
- keine Rezidivneigung
- bleiben am Ort ihrer Entstehung
- ohne Einfluß auf das Leben des Tumorträgers (Ausnahme: Hirn, Luftröhre, Druck auf lebenswichtige Arterien)

bösartige Tumoren
- schnelles Wachstum
- wachsen infiltrierend und zerstörend in das Nachbargewebe
- bilden Metastasen (über Lymph- und Blutgefäße)
- ausgeprägte Rezidivneigung
- gehen mit schweren Allgemeinerscheinungen einher und führen in der Regel unbehandelt zum Tode

> **Frage 347**
> **Nennen Sie therapeutische Maßnahmen bei Tumorerkrankungen:**

Chemotherapie
- medikamentöse Therapie (kombinierte Anwendung mehrerer Zytostatika)

operative Therapie
- Radikaloperation (Entfernung des gesamten Tumors)
- Palliativoperation (Behebung von Tumorfolgen bei inoperablen Tumoren)

Strahlentherapie
- Röntgen- und Gammastrahlen
- Korpuskularstrahlen

immunologische Therapie
- immunstimulierende Therapie zur Anregung der körpereigenen Immunabwehr

> **Frage 348**
> **Nennen Sie die pflegerischen Maßnahmen bei Patienten mit Tumorerkrankungen:**

Krankenbeobachtung
- Vitalzeichenkontrollen (Puls, Blutdruck, Atmung)
- Beobachtung der Körpertemperatur
- Schmerzbeobachtung (Patient hat oft starke Schmerzen)
- Hautbeobachtung (Petechien, Hämatome, Schleimhautulzerationen)
- Haarausfall
- Übelkeit, Erbrechen
- Urinausscheidungskontrolle (Nierenversagen)
- Beobachtung der Darmentleerung (Obstipation, Diarrhoe)

Pflege
- Körperpflege mit desinfizierender Seife
- Pflege der bestrahlten Hautpartien: nicht waschen, bürsten, reiben, massieren; mehrmals täglich einpudern mit Azulon-Puder
- häufiger Wäschewechsel
- sorgfältige Mundpflege (Schleimhautulzerationen)
- Lippenpflege
- Nasenpflege
- evtl. Legen eines Blasenverweilkatheters
- reichliche Flüssigkeitszufuhr
- die pflegerische Therapie des unheilbar Kranken zielt auf die aktive Linderung des Leidens und das Unterlassen aller Maßnahmen, die das Leiden verlängern oder vermehren
- jede Pflegemaßnahme sollte unter Berücksichtigung des Befindens des Patienten durchgeführt werden
- für die Körperpflege und Lagerung sollten schmerzfreie Intervalle ausgenutzt werden
  werden

Ernährung
- richtet sich nach den subjektiven Wünschen des Kranken
- häufig kleine Mahlzeiten (vitamin- und eiweißreich)
- Genuß von Nikotin und Alkohol kann in gewohnter Dosierung erfolgen solange der Kranke diese gut verträgt

psychische Betreuung
- der Kranke wirkt oft unleidlich, verzweifelt, depressiv; er fühlt sich schwerkrank und sehr elend
- intensive Zuwendung in den schmerzaktiven und depressiven Phasen

Neurologische Erkrankungen

> **Frage 349**
> **Schlaganfall (Apoplektischer Insult)**
> Nennen Sie Ursachen, Verlauf, Symptome sowie pflegerische Maßnahmen:

Ursachen
- Massenblutung nach Gefäßruptur durch Hypertonie, Arteriosklerose oder Aneurysma
- Hirninfarkt (Hirnerweichung) durch Arteriosklerose, Thrombose oder Embolie

Verlauf
- die Gefäßruptur mit zerstörenden Massenblutungen tritt plötzlich und ohne Vorzeichen auf (ausgeprägtes Krankheitsbild, schlechte Prognose)
- die Enzephalomalazie tritt häufiger auf (ca. 75%), zeigt eine weniger ausgeprägte Symptomatik, führt nur selten zur Bewußtlosigkeit und hat eine bessere Prognose als die Massenblutung nach Gefäßruptur
- die Rückbildung der neurologischen Störungen hängt vom Alter des Patienten, seinem Allgemeinzustand sowie von der Lokalisation und Größe des Infarktes ab
- je früher eine Besserung eintritt, um so günstiger ist die Prognose

Symptome
Frühphase
- plötzliches Auftreten der Symptomatik
- Bewußtseinsstörungen (Angst, depressive Verstimmung, Sensibilitätsverlust, Orientierungsverlust)
- Stuhl- und Urininkontinenz
- Bewußtlosigkeit (Koma)
- Aphasie (Unfähigkeit zu sprechen)
- Halbseitenlähmung (schlaffe Hemiplegie der Gegenseite)
- Kopfdrehung zum Herd
- "Patient blickt zum Herd"
- Fazialislähmung (Mundwinkel hängt herab, gelähmte Wange wird aufgeblasen, Speichelfluß aus dem gelähmten Mundwinkel, Stirn kann nicht in Falten gelegt werden, kompletter Lidschluß ist nicht möglich)
- Erbrechen und Bradykardie bei gesteigertem Hirndruck

Spätphase
- spastische Hemiplegie (beginnend nach 2 Tagen)

- Zunge weicht zur gelähmten Seite ab
- Lähmungsbereiche verkleinern sich
- charakteristischer Gang mit kreisförmiger Außenrotation des gelähmten Beines

pflegerische Maßnahmen
allgemeine Maßnahmen
- häufiges Umlagern (Rückenlage, 30°-Lagerung, 90°-Lagerung und Bauchlagerung im Wechsel nach Lagerungsplan)
- sorgfältige Körperpflege (Patient schwitzt stark und ist oft inkontinent)
- gute Mundpflege
- Nasenpflege, Lippenpflege
- Augenpflege (Austrocknung durch Lidschlußverlust)
- alle Prophylaxen

stimulierende Maßnahmen
- Ganzkörperstimulation z.b. durch Vibrationsmassage oder waschen mit rauhem Frottiertuch
- Stimulation der Gesichtsmuskulatur durch Facilitation z.B. Mundwinkel abwechselnd in Lach- und Weinstellung bringen oder Stirnrunzeln
- akustische Stimulation z.b. durch Musik hören (Geräusche, die dem Patienten bekannt und angenehm sind)
- visuelle Stimulation z.b. durch Photos oder Spiegel vorhalten
- Bewußtmachen der gelähmten Seite z.B. alle Pflegemaßnahmen möglichst von der gelähmten Seite durchführen (Nachtschränkchen gehört auf die gelähmte Seite)
- kein Bettbügel (Gefahr der Verdrängung der gelähmten Seite - spastizitätsauslösend)

Mobilisation
- passive und aktive Bewegungsübungen im Bett (Durchbewegen und Massieren aller Gelenke und der Streckmuskulatur)
- aktive Bewegungen des Patienten im Bett (selbständiges Waschen unter Einsatz von Hilfsmitteln wie Seife mit Kordel, Nagelbürste mit Saugnäpfen oder rutschfestem Zahnbecher)
- Mobilisation außerhalb des Bettes (Gehwagen, Vierbeinstockstützen)
- Hilfsmittel zum Essen und Trinken einsetzen (spezielles Eßbesteck, Trinkgeschirr und Eßgeschirr)
- Übungen zur Kommunikation (z.B. Zeichen ausmachen, Bilder einsetzen, Schreibtafeln verwenden)

Frage 350
Alzheimer Krankheit
Nennen Sie Ursachen, Symptome und Therapie:

Definition
- meist im Präsenium auftretende Degenerationskrankheit mit Atrophie der Großhirnrinde

Ursachen
- ungeklärt (Hirnstoffwechselstörungen? Genschäden? Virusinfektion?)

Symptome
- anfängliche Unruhe und Erregungszustände
- zunehmende Gedächtnisstörungen
- Orientierungsstörungen
- Verwirrtheit
- Demenz
- Gangstörungen
- epileptische Anfälle

Therapie
- bisher ausschließlich symptomatisch
- Gabe von Neuroleptika
- Gabe von Antidepressiva
- Physio- und Psychotherapie
- Beschäftigungstherapie

Frage 351
Parkinson Syndrom
Nennen Sie Ursachen, Symptome sowie pflegerische Maßnahmen:

Ursachen
- vorzeitige Degeneration von Zellen in der Substantia nigra des Gehirns
- idiopathisch
- erbliche Disposition
- Spätfolgen von Enzephalitiden
- Spätfolgen von Hirndurchblutungsstörungen oder Vergiftungen

Symptome
- Bewegungsarmut (Akinese)
- Muskeltonuserhöhung (Rigor)
- Muskelzittern, "Pillendrehen, Münzenzählen" (Tremor)

- vermehrter Speichelfluß
- verstärkte Talgsekretion (Salbengesicht)
- verstärktes Schwitzen
- Blickkrämpfe (Minuten bis Stunden)
- depressive Verstimmung
- verlangsamte Denkabläufe (Bewohner muß zum Denken "gezwungen" werden)
- ungeduldig, gereizt und empfindsames Verhalten

pflegerische Maßnahmen
Beobachtung
- Beobachtung der Bewegung (Bewegungsarmut und Koordinationsstörungen)
- Hautbeobachtung (vermehrte Schweißsekretion)
- Temperaturbeobachtung (Fieber)
- Beobachtung des Muskeltonus (Muskeltonuserhöhung, "Zahnradphänomen")
- Beobachtung der Augäpfel (Blickkrämpfe)
- Beobachtung der Psyche und der Denkvorgänge (z.B. depressive Verstimmung)

Pflege
- intensive Mobilisation (aktive und passive Bewegungsübungen, Gehübungen)
- aktivierende Körperpflege
- gute Mundpflege (vermehrter Speichelfluß)
- ausgeglichene Ernährung
- häufiges Anhalten zum Trinken (vermehrter Flüssigkeitsbedarf durch vermehrte Drüsensekretion)
- auf Grund der depressiven Verstimmung und des Motivationsverlustes ist es besonders wichtig, den Patienten zu motivieren

---

Frage 352
Epilepsie
Nennen Sie die häufigsten generalisierten Anfälle und deren Symptomatik:

Grand-mal (großer Anfall)
- plötzlicher Beginn tonisch klonischer Krämpfe
- Amnesie und Bewußtlosigkeit für die Dauer eines Anfalls
tonische Phase
- wenige Sekunden anhaltende tonische Streckung der Extremitätenmuskulatur und der langen Rückenmuskulatur (erhebliche Verletzungs-

gefahr durch Stürze)
- weite, lichtstarre Pupillen
- Tachykardie
- Zyanose

klonische Phase
- Minuten anhaltende rhythmische Zuckungen der Extremitäten
- evtl. Zungenbiß
- Absonderung von schaumigem, evtl. blutigem Speichel
- ggf. Urin- und Stuhlabgang

evtl. Nachschlafphase
- Patienten schlafen, sind jedoch aufweckbar

Grand-mal Status (Status epilepticus)
- Wiederholung von mehreren (mind. 3), kurz aufeinanderfolgenden großen generalisierten Anfällen, ohne daß der Patient sein Bewußtsein während der freien Intervalle wiedererlangt
- der Status epilepticus ist immer lebensbedrohlich; gelingt es nicht, ihn zu durchbrechen, versterben die Patienten am zentralen Herz- und Kreislaufversagen

Petit-mal (kleiner Anfall)
hierzu gehören:
Absencen
- Bewußtseinslücken für einige Sekunden
- evtl. Überstreckung des Kopfes
- evtl. rhythmisches Muskelzucken

BNS-Krämpfe
- Blitzkrämpfe
  = plötzliches Zusammenzucken der Extremitäten für Sekundenbruchteile
- Nickkrämpfe
  = kurzdauernde Nickbewegungen des Kopfes
- Salaamkrämpfe
  = längerdauernde Vorwärtsbewegungen des Rumpfes und der oberen Extremitäten mit anhaltenden Nickbewegungen

Sturzanfälle
- plötzlicher Sturz infolge eines Tonusverlustes einhergehend mit einer kurzdauernden Bewußtseinsstörung
- evtl. Zuckungen der Gesichts- und Extremitätenmuskulatur

Impulsiv-Petit-mal
- kleine Bewußtseinstrübung

- stoßende, symmetrische Bewegungen des Kopfes und der oberen Extremitäten
- ggf. Einknicken der Kniegelenke, so daß die Patienten zum Stürzen neigen

---

Frage 353
Epilepsie
Nennen Sie die pflegerischen Maßnahmen während eines epileptischen Anfalls:

Verletzungsgefahr während des Anfalls so gering wie möglich halten
- kantige Gegenstände entfernen
- Öffnen beengender Kleidungsstücke
- wenn möglich Patienten vor Sturz bewahren und sanft zu Boden gleiten lassen
- Kopf durch Kissen oder Rolle weich lagern
- für freie Atemwege sorgen (Mundkeil!?)

Beobachtung während des Anfalls
- Beobachtung und Dokumentation des Anfalls (Anfallsart, Zeit des Auftretens, Dauer des Anfalls)

Versorgung nach dem Anfall
- nach dem Anfall den Patienten auffordern sich ins Bett zu legen (bzw. im Bett liegen zu bleiben) bis sich sein Zustand normalisiert hat
- sofortige Versorgung und Abklärung von evtl. Verletzungen
- Kleidungs- bzw. Wäschewechsel nach Harn- oder Stuhlabgang

psychische Betreuung
- direkt im Anschluß an einen Anfall bedarf der Bewohner besonderer Aufmerksamkeit und Zuwendung durch das Pflegepersonal
- bei länger andauernder Epilepsie neigen die Bewohner zu psychischen Veränderungen (z.B. Pedanterie, Aggressivität) so daß sie einer besonders einfühlsamen, von besonderer Ruhe geprägten Betreuung bedürfen

Krankheitslehre/Neurologische Erkrankungen

Frage 354
Pflegerische Maßnahmen bei Patienten mit Halbseitenlähmung:

1) Legen eines Blasenverweilkatheters zur Dekubitusprophylaxe
2) den Patienten immer von der gesunden Seite her ansprechen
3) pflegerische Verrichtungen sollten von der gelähmten Seite her erfolgen
4) spastizitätshemmende Lagerung
5) die Kontrakturenprophylaxe kann vernachlässigt werden
6) der Patient darf nicht in die Pflege einbezogen werden
7) regelmäßige Kontrollen der Pupillenreaktion
8) Ernährung darf nur parenteral durchgeführt werden
9) Patient muß in Kopftieflage gelagert werden

O A 3+4   O B 1+2+8   O C 2+5+7   O D 3+7+8   O E 1+6+8+9

Frage 355
Was tun Sie zuerst, wenn ein Bewohner in Ihrer Gegenwart einen Grand-mal-Anfall erleidet:

O A) Sie holen rasch Hilfe
O B) Sie öffnen die zusammengebissenen Kiefer mit einem Mundspatel
O C) Sie schützen den Bewohner vor Verletzungen
O D) Sie bringen den Bewohner in eine ruhige Umgebung

Frage 356
Welche der folgenden Erscheinungen können beim epileptischen Anfall (Grand mal) beobachtet werden:

1) unwillkürlicher Harnabgang
2) Zungenbiß
3) Pupillenverengung bei Lichteinfall
4) klonische Krämpfe
5) Halluzinationen

O A 1+2+3   O B 2+3+4   O C 1+2+4   O D 1+2+4+5

| 354 = A | 355 = C | 356 = C |

Frage 357
Was versteht man unter einem Status epilepticus:

O A) einen bis drei Minuten dauernden epileptischen Anfall
O B) mehrere Anfälle ohne Wiedereintreten des Bewußtseins
O C) die genaue Beschreibung eines epileptischen Anfalls
O D) den Aufnahmebefund eines Epileptikers

Frage 358
Welche Aussagen über die Paresen (Lähmungen) sind richtig:

1) Hemiparese: = beide Beine sind gelähmt
2) Paraparese: = eine Körperseite ist gelähmt
3) Tetraparese: = alle Extremitäten sind gelähmt
4) Monoparese: = je ein Arm und ein Bein sind gelähmt
5) Hemiparese: = eine Körperseite ist gelähmt
6) Paraparese: = je ein Arm und ein Bein sind gelähmt

O A 3+5   O B 4+5   O C 1+6   O D 2+3+6   O E 1+6

Frage 259
Symptome des Schlaganfalls:

1) Paraplegie
2) Hemiplegie
3) Muskeltonus der gelähmten Extremität ist nach der Akutphase gesteigert (spastisch)
4) Muskeltonus der gelähmten Extremität ist nach der Akutphase herabgesetzt (schlaff)
5) Muskeltonus der gelähmten Extremität ist in der Akutphase herabgesetzt (schlaff)

O A 2+3+5   O B 1+3+5   O C 2+4   O D 1+5   O E 1+4

357 = B   358 = A   359 = A

Psychiatrische Erkrankungen

> Frage 360
> **Psychosen**
> Definieren Sie kurz die Begriffe endogene Psychose und exogene Psychose, und ordnen Sie die entsprechenden Erkrankungen zu:

endogene Psychose
- eine von innen kommende - ursächlich ungeklärte Störung der psychischen Funktionen

Erkrankungen
- Schizophrenie (Spaltungsirresein)
- Zyklothymie (manisch-depressive Krankheit)

exogene Psychose
- von außen einwirkende - somatisch begründbare Störung der psychischen Funktionen
- der körperliche Befund muß in eindeutigem zeitlichen Zusammenhang zu dem psychischen Defekt stehen

Erkrankungen
- Durchgangssyndrom
- Bewußtseinseintrübung
- pseudo neurasthenisches Syndrom (Hirnleistungsschwäche)
- Alterspsychosen

> Frage 361
> **Alterspsychosen**
> Nennen Sie Symptome, Therapie sowie pflegerische Maßnahmen:

Symptome
- Gedächtnisschwäche
- Interessenverlust
- Verlangsamung des Denkens
- Antriebsverarmung
- Bewohner leben mit ihren Gedanken vorwiegend in der Vergangenheit
- Stimmung ist häufig reizbar, mißtrauisch und ängstlich
- Intelligenzabbau
- Verwirrtheitszustände (treten insbesondere bei Umgebungswechsel auf)

Therapie
medikamentöse Therapie
- Neuroleptikagabe
- Antidepressiva
- hirndurchblutungsfördernde Medikamente

Psychotherapie
- Gruppentherapie

Sozialtherapie
- Beschäftigungstherapie
- Bewegungstherapie

pflegerische Maßnahmen
Beobachtung
- Beobachtung der Bewußtseinslage (somnolent bis komatös)
- Beobachtung der mnestischen Funktionen (Gedächtnisstörungen)
- Beobachtung der Psychomotorik ((häufig antriebslos und allgemein verlangsamt)
- Beobachtung der Stimmungslage (reizbar, aggressiv)
- Beobachtung der Nahrungs- und Flüssigkeitsaufnahme (besonders bei vergeßlichen und verwirrten Bewohnern)
- Beobachtung der Medikamenteneinnahme
- Beobachtung der Nebenwirkungen von Neuroleptika und Antidepressiva (Mundtrockenheit, Tachykardie, Hypotonie, Harnverhaltung)
- Beobachtung des Schlaf-Wach-Rhythmus (Bewohner leiden häufig unter Schlafstörungen)
- Beobachtung einer Persönlichkeitsänderung (Halluzinationen, Wahnideen)
- Beobachtung neurologischer Ausfallserscheinungen (z.B. Paresen, Krampfanfälle)
- Beobachtung des Verhaltens in der Gruppe

Pflege
- Aufrechterhaltung der Körperhygiene (Bewohner sind häufig antriebslos)
- Einbeziehung des Bewohners in den normalen Stationsablauf (durch kleine Aufgaben das Selbstwertgefühl stärken)
- möglichst selbständige Zimmergestaltung (dient dem Bewohner als Orientierungshilfe und schafft eigene Freiräume)
- Zimmertür mit einem von früher bekannten Lieblingsbild oder Gegenstand versehen (dient dem Bewohner als Orientierungshilfe)
- Sorge tragen für die regelmäßige und ausreichende Nahrungs- und Flüssigkeitsaufnahme (senile Bewohner)
- regelmäßige Gewichtskontrollen
- Unterstützung der Darmfunktion (Laxantiengabe bei Obstipation)
- dem Bewohner die Möglichkeit geben mit anderen Bewohnern in Kontakt zu treten

Frage 362
Neurosen
Definieren Sie den Begriff Neurose, und nennen Sie verschiedene Neuroseformen:

Neurose
- eine Neurose ist eine abnorme Erlebnisreaktion auf Grund eines mißlungenen Verarbeitungs- und Lösungsversuchs von Konflikten, die der Genese nach infantil sind und die durch eine auslösende Situation reaktiviert werden
- kein Nachweis einer organischen Erkrankung
- Persönlichkeit ist erhalten
- beträchtliche Einsicht der Kranken und eine ungestörte Realitätswahrnehmung ist vorhanden
- Verhalten und Lebensspielraum sind verändert

Neuroseformen
Angstneurose
- gekennzeichnet durch chronische, wirklichkeitsfremde Angst, oft unterbrochen durch akute Anfälle von Angst und Panik
- Angstzustände beziehen sich nicht auf bestimmte Gegenstände oder Situationen

Phobie
- gekennzeichnet durch irrationale oder übertriebene Furcht vor Gegenständen, Situationen oder Körperfunktionen, die als solche in der Regel nicht gefährlich sind

bekannte Phobien sind z.B.:
- Klaustrophobie = Angst vor engen Räumen
- Tierphobie = Angst vor Mäusen, Spinnen etc.
- Nyktophobie = Angst vor Dunkelheit

depressive Neurose
- gekennzeichnet durch eine stark ausgeprägte Depression, die sich mit folgenden Symptomen äußert:

Symptome
- Antriebshemmung
- Schuldgefühle
- traurige Verstimmung
- Minderwertigkeitsgefühl
- Selbstmordgedanken

Zwangsneurose
- gekennzeichnet durch bestimmte immer wiederkehrende Gedanken und Vorstellungen ("fixe Idee") sowie wiederholte Impulse oder Handlungen (Zwänge), die der Betroffene als lästig und quälend erlebt

hysterische Neurose
- ist dadurch gekennzeichnet, daß unbewußte Vorstellungen und Impulse in einem Körpersymptom symbolisch ausgedrückt werden

Symptome
- Lähmungen
- Blindheit
- Taubheit
- Anfälle

Hypochondrieneurose
- gekennzeichnet durch eine anhaltende Beschäftigung mit Körperfunktionen und einer krankhaften Furcht, an einer schweren Krankheit zu leiden

Charakterneurose
- nimmt in gewisser Weise eine Sonderstellung ein, da im Gegensatz zu allen anderen Neurosen nicht die neurotischen Symptome im Vordergrund stehen, sondern die Änderung der Gesamtpersönlichkeit

Persönlichkeitsänderungen sind z.B.:
- paranoide Persönlichkeit = Bewohner sind sehr stark selbstbezogen
- zyklothyme Persönlichkeit = Bewohner sind sehr stimmungslabil
- schizoide Persönlichkeit = Bewohner wirken gefühlskalt
- asthenische Persönlichkeit = Bewohner sind antriebsarm und affektiv matt

---

Frage 363
Was sind Halluzinationen:

1) vollkommene Enthemmungen
2) Sinnestäuschungen
3) Ideenflucht
4) Wahrnehmungen ohne Objekt in allen Sinnesbereichen
5) Bewußtseinsverluste

O A 2+4   O B 1+4   O C 1+5   O D 2+3+4   O E 3+4

---

363 = A

Frage 364
Welche Angaben sind für die Depression zutreffend:

1) Heiterkeit ohne entsprechenden Anlaß
2) Psychomotorische-Antriebssteigerung
3) prophylaktische Behandlung mit Lithium-Salz
4) die Therapie besteht in strenger Bettruhe und Isolierung
5) traurige Verstimmung
6) Depressive sind während des Umschwungs (Beginn und Ende der Phase) suizidgefährdet
7) Antriebs-, Denk- und Willenshemmung
8) depressive Reaktionen treten häufig nach einer Belastung auf (Todesfall, Trennung, etc.)

O A 1+3+6+8   O B 2+3+4   O C 3+5+6+7+8   O D 4+5+6+7+8

Frage 365
Zeichen der senilen Demenz:

O A) anhaltende Kopfschmerzen
O B) Verlust der Spontansprache
O C) Schwerhörigkeit
O D) Sehstörungen
O E) ausgeprägte Gedächtnis- und Merkfähigkeitsstörungen

Frage 366
Welche Angaben sind für die Manie zutreffend:

1) Heiterkeit ohne entsprechenden Anlaß
2) traurige Verstimmung
3) während der manischen Phase sind die Bewohner suizidgefährdet
4) Antriebs-, Denk- und Willenshemmung
5) Psychomotorische-Antriebssteigerung
6) prophylaktische Behandlung erfolgt mit Lithium-Salz

O A 2+3+4   O B 2+6   O C 1+5+6   O D 1+3+5

---

364 = C   365 = E   366 = C

Infektionskrankheiten

Frage 367
Salmonellen-Gastroenteritis
Nennen Sie Erreger, Übertragungsart, Inkubationszeit, Symptome, Komplikationen und Meldepflicht:

Erreger
- über 1000 gramnegative Erreger

Übertragungsart
- durch Tiere (Eier, Eipulver, Milch)
- infiziertes Wasser
- infizierte Speisen
- infizierte Konserven
- selten von Ausscheidern

Inkubationszeit
- wenige Stunden bis 10 Tage

Symptome
- stürmischer Beginn der Erkrankung
- Brechdurchfall (wäßrige Stühle)
- Leibschmerzen
- Bauchkrämpfe
- Fieber mit Schüttelfrost (39° C)
- Exsikkose (Elektrolyt- und Wasserverlust)
- gelegentlich Blut und Schleim im Stuhl

Komplikationen
- Kreislaufkollaps
- Nierenversagen

Meldepflicht nach dem Bundesseuchengesetz
- Verdachtsfall
- Erkrankungsfall
- Todesfall
- Dauerausscheider

Frage 368
Lungentuberkulose
Nennen Sie Erreger, Übertragungsart, Inkubationszeit, Symptome, Komplikationen und Meldepflicht:

Erreger
- Mycobacterium tuberculosis

Übertragungsart
- Tröpfcheninfektion

Inkubationszeit
- 4-6 Wochen

Symptome
- vom Infektionsmodus und der Abwehrreaktion abhängig

klassische Einteilung in 3 Stadien
- Primärstadium: mit lokaler Entzündung am Infektionsort und den dazugehörigen Hiluslymphknoten mit geringer Beeinträchtigung des Allgemeinbefindens
- Sekundärstadium: unter ungünstigen Abwehrbedingungen kann eine starke Streuung (= Generalisation) auftreten; z.b. die Miliartuberkulose
- Tertiärstadium: umfaßt die verschiedenen Organtuberkulosen, es besteht in der Lunge die Neigung zur Bildung von Kavernen oder Durchbruch in die Bronchien (offene Tuberkulose)

Allgemeinsymptome
- produktive Lungentuberkulose = subfebrile Temperaturen, rasche Ermüdbarkeit, Appetitlosigkeit, Nachtschweiß
- exsudative Form = verläuft unter den Symptomen einer Pneumonie (Fieber, Husten, Atemnot, schweres Krankheitsgefühl)
- kavernöse Form = Gewichtsabnahme, Kräfteverfall, Abhusten eines verflüssigten Sekretes, evtl. Bluthusten

Komplikationen
- Tbc der übrigen Organe (Knochen, Gelenke, Niere, Gehirn)

Meldepflicht nach dem Bundesseuchengesetz
- Verdachtsfall
- Erkrankungsfall
- Todesfall

Frage 369
Hepatitis "B"
Nennen Sie Erreger, Übertragungsart, Inkubationszeit, Symptome, Komplikationen und Meldepflicht:

Erreger
- Hepatitisvirus "B"

Übertragungsart
- parenteral durch Transfusionen, Spritzen, Hämodialyse, Impfungen, Akkupunktur

Inkubationszeit
- 40 - 180 Tage

Symptome
präikterisches Stadium
- Übelkeit
- Appetitlosigkeit
- Erbrechen
- Abneigung gegen Fett
- Gelenkbeschwerden
- Kopfschmerzen
- Oberbauchsymptome

ikterisches Stadium
- bierbrauner Urin mit gelbem Schüttelschaum
- Ikterus (Gelbfärbung der Haut und der Augen)
- heller (acholischer) Stuhl
- Juckreiz
- belegte Zunge
- vermehrte Blutungsbereitschaft durch mangelhafte Prothrombinbildung in der Leber

Komplikationen
- Übergang in nekrotisierende Hepatitis
- Übergang in chronische Hepatitis
- Leberzirrhose
- Erkrankungen der Gallenwege

Meldepflicht nach dem Bundesseuchengesetz
- Erkrankungsfall
- Todesfall

Frage 370
Gürtelrose (Herpes zoster):

1) ist eine sehr ansteckende Erkrankung, bei der strenge Isolierung angezeigt ist
2) Varizellen und Herpes zoster werden durch den gleichen Erreger verursacht
3) es treten neuralgieförmige Schmerzen im Innervationsgebiet des betreffenden Nerven auf
4) das typische Exanthem ist scharlachartig
5) ein Kind mit Windpocken kann einen alten Menschen infizieren, der dann an Herpes zoster erkrankt

O A 2+3+5   O B 1+4   O C 1+4+5   O D 1+3+4+5

Frage 371
Welche Aussagen treffen für die Skabies (Krätze) zu:

1) es wird vorwiegend die Subkutis befallen
2) bei gehäuftem Auftreten meldepflichtig
3) die Erkrankung hinterläßt lebenslängliche Immunität
4) sie verursacht starken Juckreiz
5) es ist eine durch Milben hervorgerufene, infektiöse Hauterkrankung

O A 4+5   O B 1+2   O C 1+2+3   O D 1+3+5   O E 2+3+4

Frage 372
Die Serumhepatitis:

1) wird hervorgerufen durch Bakterien
2) wird hervorgerufen durch das Hepatitis B-Virus
3) hat eine Inkubationszeit von 50 - 180 Tagen
4) wird nur auf oralem Weg übertragen
5) unterscheidet sich klinisch nicht von der Hepatitis epidemica
6) wird auch als Inokulationshepatitis bezeichnet
7) hat eine Inkubationszeit von 15 - 20 Tagen

O A 2+3+5+6   O B 1+3+5+6   O C 2+3+5+7   O D 2+3+4+5+6

---

370 = A   371 = A   372 = A

VI. Erste Hilfe
Pflegerische Sofortmaßnahmen

> **Frage 373**
> **Nennen Sie Sofortmaßnahmen bei Blutungen:**

Blutungen am Körper und Kopf
- Abdrücken
- Druckverband (steril)
- Schockbekämpfung

Extremitätenblutungen
- Extremität hochhalten
- Abdrücken
- Druckverband
- Abbinden
- Schockbekämpfung

Nasenbluten
- Kopf leicht nach vorn beugen
- Blut aus der Nase in eine Schale laufen lassen
- kalte Umschläge in den Nacken

Krampfaderblutungen
- Bein hochlagern
- Druckverband anlegen

> **Frage 374**
> **Nennen Sie Sofortmaßnahmen bei Ohnmacht:**

Ohnmacht
- sofort hinlegen
- Beine hochlagern
- Atemwege freihalten (Seitenlage)
- frische Luft
- Vitalwertkontrollen
- vor Wärmeverlust schützen
- flache Lagerung, auch nach Wiedererlangen des Bewußtseins

> **Frage 375**
> **Nennen Sie allgemeine Gelenkverletzungen, deren Symptome und pflegerische Sofortmaßnahmen und Therapie:**

Kontusio
- Prellung des Gelenkweichteilmantels durch direkte Gewalteinwirkung (Schlag, Aufprall)

Symptome
- Schwellung
- Bluterguß
- Schmerzen (Druck- und Bewegungsschmerz)
- Bewegungsbehinderung

pflegerische Sofortmaßnahmen
- Ruhigstellung
- Hochlagerung
- Stützverband
- abschwellende Salben

Distorsion
- Verstauchung (Zerrung) eines Gelenkes durch Überdehnung, Überstreckung oder Überbeugung der Gelenkkapsel und des Bandapparates

Symptome
- schmerzhafte Funktionsbehinderung
- Kapsel-Band-Dehnungsschmerz
- Druckschmerz an den Bandansätzen
- Weichteilschwellung
- Bluterguß
- Gelenkerguß

pflegerische Sofortmaßnahmen
- Hochlagerung
- Ruhigstellung

Therapie
- Ruhigstellung im Gipsverband (2-4 Wochen)

Luxation
- Verrenkung eines Gelenkes
- Verschiebung zweier durch ein Gelenk verbundener Knochenenden
- häufig sind Anteile des Kapsel-Band-Apparates zerrissen

Symptome
- Schmerz
- Schwellung
- Funktionseinschränkung
- Gelenkfehlstellung

- federnde Fixation
- leere Gelenkpfanne
- abnorme Gelenkkopflage

pflegerische Sofortmaßnahme
- Ruhigstellung (keine Bewegung, keine Belastung)

Therapie
- Reposition (Einrichtung unter Zug und Gegenzug) in Kurznarkose
- Ruhigstellung nach der Reposition für 3-5 Wochen
- evtl. Operation bei Verletzungen des Kapselbandapparates

Frage 376
Nennen Sie sichere und unsichere Frakturzeichen:

---

sichere Frakturzeichen
- Achsenfehlstellung
- abnorme Beweglichkeit
- Knochenreiben (Krepitation)
- Sichtbarwerden von Frakturenden

unsichere Frakturzeichen
- Funktionsausfall
- Bluterguß
- Schwellung
- Schmerzen

Frage 377
Nennen Sie pflegerische Sofortmaßnahmen und Therapie bei Frakturen:

---

pflegerische Sofortmaßnahmen
- Ruhigstellung der Fraktur, einschließlich des proximal und distal der Fraktur gelegenen Gelenkes durch Schienen, Sandsäcke, etc.
- Hochlagerung

Therapie
konservative Ruhigstellung
- Ruhigstellung der Fraktur, einschließlich des proximal und distal der Fraktur gelegenen Gelenkes, im Gipsverband oder Kunststoffverband
- Drahtextension und Schienung

operative Ruhigstellung
- Marknagelung, Verschraubung, Verplattung

Erste Hilfe

Frage 377
Nennen Sie die Symptome der Gehirnerschütterung und die pflegerischen Sofortmaßnahmen:

Symptome
- sofortige Bewußtlosigkeit
- Bewußtlosigkeit geht nach einem kurzen Dämmerzustand in klare Bewußtseinslage über
- Gedächtnislücke (Amnesie) für das Unfallgeschehen
- Gedächtnislücke für eine kurze Zeit vor dem Unfall (retrograde Amnesie)
- Gedächtnislücke für eine etwas längere Zeit nach dem Unfall
- Gesamtgedächtnislücke maximal eine Stunde
- Kopfschmerzen
- Übelkeit
- Erbrechen
- Schwindelerscheinungen

pflegerische Sofortmaßnahmen
- sofortige absolute Bettruhe
- Flachlagerung
- Vitalwertkontrolle (Puls und Blutdruck)
- Verletzungskontrolle - sichtbare Verletzungen am Schädel

Kontrolle auf Hirndruckzeichen (durch Blutungen)
- Kopfschmerzen
- Erbrechen
- Schwindel
- Doppelbilder
- Ohrensausen
- Druckpuls (Bradykardie)
- Blutdruckanstieg oder stark wechselnde Blutdruckwerte
- einseitige Pupillenerweiterung
- Schläfrigkeit
- Bewußtseinsverlust
- Koma mit Fieber, Tachypnoe
- Atemstillstand
- Kreislaufstillstand

Frage 378
Eine Verbrennung 1. Grades zeigt eine:

1) starke Blasenbildung
2) schwärzlich-gelbliche Verfärbung
3) tiefe Nekrosenbildung
4) Rötung
5) Berührungsempfindlichkeit
6) Berührungsunempfindlichkeit

O A 1+3+4+6   O B 1+3+4+5   O C 4+5   O D 1+4+6   O E 2+3+5

Frage 379
Die Aspirationsgefahr bei einem bewußtlosen Patienten kann verringert werden durch:

O A) stabile Seitenlage
O B) Autotransfusionslage
O C) Beckenhochlagerung
O D) Rückenlage

Frage 380
Die wichtigsten Merkmale eines primären Atemstillstandes:

1) weite Pupillen
2) enge Pupillen
3) Zwerchfellbewegungen
4) keine wahrnehmbaren Brust- und Bauchatmungsbewegungen
5) Bewußtlosigkeit
6) Krämpfe
7) systolischer Blutdruck unter 80 mm Hg

O A 2+4+7   O B 1+4+5   O C 2+6+7   O D 1+3+5   O E 1+3+5+6+7

---

378 = C   379 = A   380 = B

Erste Hilfe

Frage 381
Wie erfolgt die künstliche Beatmung:

1) Kopf nackenwärts überstrecken
2) Kopf immer seitlich drehen
3) eine Hand an die Stirn-Haar-Grenze, die andere Hand zieht den Unterkiefer nach vorn-oben
4) forciert, aber ohne Anstrengung die Ausatmungsluft über Nase oder Mund einblasen
5) tiefer als normal einatmen und die Luft kräftig einpressen
6) der Patient muß in eine halbsitzende Lage gebracht werden

O A 2+3+4   O B 2+3+5   O C 3+5+6   O D 1+3+4   O E 1+3+5+6

Frage 382
Richtige Aussagen zur Blutstillung:

1) Ruhigstellung der verletzten Extremität
2) bei Blutungen im Schädelbereich Autotransfusionslage
3) Hochlagerung der betreffenden Extremität
4) ein Abbinden ist immer einem Druckverband vorzuziehen
5) bei Blutungen am Unterarm wird am Oberarm immer ein Knebelverband angelegt

O A 1+5   O B 1+2+3   O C 1+3   O D 1+4+5   O E 2+3+4

Frage 383
Die sichersten Zeichen für einen Herzkreislaufstillstand sind:

1) Atemstillstand
2) weite Pupillen
3) Pulslosigkeit
4) enge Pupillen
5) Pulsdefizit
6) Blutdruckwerte unter 80 mm Hg

O A 3+4+5   O B 3+4+6   O C 1+2+3   O D 1+3+4+6   O E 2+5+6

---

381 = D   382 = C   383 = C

Frage 384
Richtige Durchführung einer Reanimation:

1) Herzmassage und Atemspende erfolgen als parallele Maßnahme
2) Herzmassage reicht alleine zur Lungenbelüftung aus
3) es wird immer mit der Atemspende begonnen
4) man beginnt immer mit der Herzkompression
5) die Atemspende erfordert den maximalen Ausatmungsdruck des Helfers
6) bei zwei Helfern gilt der Rhythmus 5 : 1
7) bei zwei Helfern gilt der Rhythmus 15 : 2
8) die Herzmassage erfolgt mit der Druckrichtung nach links außen

O A 1+3+6   O B 2+8   O C 4+5+7   O D 1+4+7+8

Frage 385
Was versteht man unter der sogenannten "Autotransfusion":

O A) Blutzufuhr aus den unteren Extremitäten über den Weg der Beinhochlagerung
O B) Zentralisation von Blut aus anderen Körperregionen durch Eigenregulation
O C) schnellste Stillung einer Blutung durch Verband oder Medikamente und Verhütung von weiteren Blutverlusten

---

Frage 386
Erste-Hilfe-Maßnahmen bei Verdacht auf eine Wirbelfraktur:

1) Patienten nicht bewegen
2) Patienten nicht allein transportieren
3) Seitenlagerung
4) Patienten zum Transport auf harte Unterlage lagern
5) Patienten in die Bauchlage drehen
6) Patienten aufsetzen und so fixieren
7) Autotransfusionslage

O A 1+3+4   O B 2+5+7   O C 2+6   O D 1+2+4

---

384 = A   385 = A   386 = D

Bestellzettel

Ich/Wir bestellen aus dem

Brigitte Kunz Verlag, 5800 Hagen, Postfach 2147

		DM
_____	Expl. Altenpflegeexamen Band 1	29,80
_____	Expl. Altenpflegeexamen Band 2	29,80
_____	Expl. Altenpflegeexamen Band 3	29,80
_____	Expl. Altenpflegeexamen Band 4	26,90
_____	Expl. Rechts- und Staatsbürgerkunde für Altenpflegeberufe	28,00
_____	Expl. Basiswissen der Altenpflege	24,80
_____	Expl. Anatomie-Physiologie / Arbeitsbuch für Pflegeberufe	22,80
_____	Expl. Injektionsproblematik aus rechtlicher Sicht	21,00
_____	Expl. Übungshandbuch zur Pflegeplanung in der Altenpflege	28,80
_____	Expl. Die Pflege des Menschen	49,80

Vorname: _____

Name: _____

Straße: _____

Ort:(   ) _____

Datum: _____ Unterschrift: _____

Altenpflegeliteratur

Bion, Stracke-Mertes
Fragen und Antworten zum mündlichen und schriftlichen Altenpflegeexamen
Band 1 3. Auflage 1993; 224 Seiten, DM 29,80;
Inhalt: Anatomie, Physiologie, Ernährungslehre, Hygiene, Arzneimittellehre
Band 2 3. Auflage 1993; 232 Seiten, DM 29,80;
Inhalt: Altenkrankenpflege und Krankheitslehre mit dem Schwerpunkt Geriatrie
Band 3 2. Auflage 1992; 240 Seiten, DM 29,80;
Inhalt: Alterspsychologie, Alterssoziologie, Sozialpsychologie, Geragogik
Band 4 1. Auflage 1992; 192 Seiten, DM 26,90;
Inhalt: Staatsbürgerkunde, Rechtskunde, Gesetzeskunde, Berufskunde

Mechthild Seel
Die Pflege des Menschen
- Gesundsein, Kranksein, Altern, Sterben, Beobachtung, Unterstützung bei den ATL, Pflegestandards -
2. Auflage 1993; 450 Seiten DIN A 4, mit über 200 Abb.; DM 49,80;
Inhalt: In diesem Pflegelehrbuch werden sowohl gesundheitserhaltende und -fördernde Verhaltensweisen als auch die Pflege des alten und des kranken Menschen in sehr ausführlicher und verständlicher Form, anhand der ATL und mit über 200 Abbildungen dargestellt. Die einzelnen Kapitel werden durch Pflegestandards vervollständigt.

Schneider, Kunz
Basiswissen der Altenpflege
4. Auflage 1993; 164 Seiten, DM 24,80;
Inhalt: Systematische Darstellung der Beobachtung und Pflege alter Menschen

Steffen
Rechts- und Staatsbürgerkunde für Altenpflegeberufe
1. Auflage 1991; 268 Seiten, DM 28,00;
Inhalt: Staatsbürgerkunde, Begriffe des Rechts, strafrechtliche Vorschriften, zivilrechtliche Vorschriften, Arbeits- und Berufsrecht, Sozialrecht; Gesundheitsrecht, Heimrecht, Unterbringungsrecht, inklusive Recht nach dem Einigungsvertrag

Ursula Kriesten, Heinz-Peter Wolf
Übungshandbuch zur Pflegeplanung in der Altenpflege
2. Auflage 1993; 240 Seiten, DM 28,80;
Ein sinnvolles Übungshandbuch für alle Pflegeinteressierten in der Altenpflege.
Inhalt: 16 Fallbeispiele aus dem Altenheim, dem Pflegeheim, dem gerontopsychiatrischen Pflegebereich, der Sozialstation und dem Kurzzeitpflegeheim.